中医经典著作新校



# 温 病 条 辨

［清］ 吴 瑭 著
邓 翀 校注

科学技术文献出版社
Scientific and Technical Documents Publishing House
北 京

（京）新登字130号

## 内 容 简 介

本书为中医经典《温病条辨》的古文今校，适合广大中医研究者、中医师及中医院校的师生参考使用。

# 《温病条辨》校注说明

1. 版本：

底本：清嘉庆 18 年癸酉（1813）问心堂刻本，简称问心堂本。

主校本：1955 年人民卫生出版社重印本，简称 1955 年人卫本。

清道光 15 年乙未（1835）鹤皋叶氏重镌本，简称叶氏重镌本。

参校本：1990 年重刊订正本《中国医学大成·增补评注温病条辨》，简称医学大成本。

1972 年人民卫生出版社重印本，简称 1972 年人卫本。

2. 出校：采用页下（脚注）出校方式。

3. 文中眉批朱评，用仿宋小五号字体，并加括号。

4. 文中自注，用仿宋小五号字体。

广州中医药大学　邓　翀　教授

2009 年中秋于广州

# 目　次



---

①湿温：叶氏重镌本、医学大成本、1972 年人卫本后有“寒湿”二字。

①暑温：叶氏重锓本、医学大成本、1972年人卫本后有“伏暑”二字。
②暑温：叶氏重锓本、医学大成本、1972年人卫本后有“伏暑”二字。

# 卷首

# 序[1]

立天之道，曰阴与阳；立地之道，曰柔与刚；立人之道，曰仁与义。医，仁道也，而必智以先之，勇以副之，仁以成之。智之所到，汤液针灸任施，无处不当，否则卤莽不经，草菅民命矣。独是聪明者予智自雄，涉猎者穿凿为智，皆非也。必也博览载籍，上下古今，目如电，心如发，智足以周乎万物，而后可以道济天下也。在昔有熊御极，生而神灵，犹师资于僦贷季、岐伯而《内经》作。周秦而降，代有智人。东汉长沙而外，能径窥轩岐之壶奥者，指不多屈，外是缅一家言，争著为书，曾未见长沙之项背者比比。所以医方之祖，必推仲景，而仲景之方，首重伤寒，人皆宗之。自晋王叔和编次《伤寒论》，则割裂附会矣。王好古辈著《伤寒续编》、《伤寒类证》等书，俗眼易明，人多便之。金元以后，所谓仲景之道，日晦一日。嗟夫！晚近庸质，不知仲景，宁识伤寒，不知伤寒，宁识温病，遂至以治寒者治温。自唐宋迄今，千古一辙，何胜浩叹！然则其法当何如？曰：天地阴阳，日月水火，罔非对待之理，人自习焉不察。《内经》平列六气，人自不解耳。伤寒为法，法在救阳，温热为法，法在救阴。明明两大法门，岂可张冠李戴耶？假令长沙复起，必不以伤寒法治温也。仆不敏，年少力学，蒐求经史之余，偶及方书，心窃为之怦怦，自谓为人子者当知之，然有志焉而未逮也。乾隆丁未春，萱堂弗豫，即以时温见背，悲愤余生，无以自赎，誓必欲精于此道。庐墓之中，环列近代医书，朝研而夕究，茫茫无所发

---

①1995 年人卫本无此序。

明。求诸师友，流览名家，冀有以启迪之，则所知惟糟粕。上溯而及于汉唐，洊至《灵枢》《素问》诸经，捧读之余，往往声与泪俱，久之别有会心。十年而后，汩汩焉若心花之漫开，觉古之人原非愚我，我自愚耳。离经泥古，厥罪惟均，读书所贵，得间后可。友人吴子鞠通，通儒也，以颖悟之才，而好古敏求，其学医之志，略同于仆。近师承于叶氏，而远追踪乎仲景。其临证也，虽遇危疾，不避嫌怨。其处方也，一遵《内经》，效法仲祖。其用药也，随其证而轻重之，而功若桴鼓。其殆智而勇，勇而仁者哉！嘉庆甲子，出所著治温法示余，余向之急欲订正者，今乃发覆析疑，力矫前非，如拨云见日，宁不快哉！阅十稔而后告成，名曰《温病条辨》。末附三卷，其一为条辨之翼，余二卷约幼科、产后之大纲，皆前人之不明六气而致误者，莫不独出心裁，发前人所未发。呜呼，昌黎有云：莫为之前，虽美弗彰；莫为之后，虽圣弗传。此编既出，将欲悬诸国门，以博弹射。积习之难革者，虽未必一时尽革，但能拾其绪余，即可为苍生之福。数百年后，当必有深识其用心者夫，然后知此编之羽翼长沙，而为长沙之功臣，实亦有熊氏之功臣也。是为序。嘉庆癸酉仲秋谷旦，苏完愚弟徵保拜书。

# 温病条辨序

天以五运六气化生万物，不能无过不及之差，于是有六淫之邪，非谓病寒不病温，病温不病寒也。后汉张仲景著《伤寒论》，发明轩岐之奥旨，如日星河岳之丽天地，任百世之钻仰，而义蕴仍未尽也。然其书专为伤寒而设，未尝遍及于六淫也。奈后之医者，以治伤寒之法，应无穷之变，势必至如凿枘之不相入。至明陶节菴《六书》，大改仲景之法，后之学者，苦张之艰深，乐陶之简易，莫不奉为蓍蔡，而于六淫之邪，混而为一，其死于病者十二三，死于医者十八九，而仲景之说，视如土苴矣。余来京师，获交吴子鞠通，见其治疾，一以仲景为依归，而变化因心，不拘常格，往往神明于法之外，而究不离乎法之中，非有得于仲景之深者不能。久之，乃出所著《温病条辨》七卷，自温而热而暑而湿而燥，一一条分缕析，莫不究其病之所从生，推而至于所终极。其为方也约而精，其为论也闳以肆，俾二千余年之尘雾，豁然一开。昔人谓仲景为轩岐之功臣，鞠通亦仲景之功臣也。余少时颇有志于医，年逾四十，始知其难，乃废然而返。今读鞠通之书，目识心融，若有牖其明而启其秘者，不诚学医者一大快事哉！爰不辞而为之序。嘉庆辛未四月既望，宝应朱彬序。

# 问心堂温病条辨自序

夫立德、立功、立言，圣贤事也。瑭何人斯，敢以自任？缘瑭十九岁时，父病年余，至于不起，瑭愧恨难名，哀痛欲绝，以为父病不知医，尚复何颜立天地间？遂购方书，伏读于苫块之余，至张长沙“外逐荣势，内忘身命”之论，因慨然弃举子业，专事方术。越四载，犹子巧官病温，初起喉痺，外科吹以冰硼散，喉遂闭。又遍延诸时医治之，大抵不越双解散、人参败毒散之外，其于温病治法，茫乎未之闻也，后至发黄而死。瑭以初学，未敢妄赞一词，然于是证，亦未得其要领。盖张长沙悲宗族之死，作《玉函经》，为后世医学之祖。奈《玉函》中之《卒病论》，亡于兵火，后世学者，无从仿效，遂至各起异说，得不偿失。又越三载，来游京师，检校《四库全书》，得明季吴又可《温疫论》，观其议论宏阔，实有发前人所未发，遂专心学步焉。细察其法，亦不免支离驳杂，大抵功过两不相掩，盖用心良苦，而学术未精也。又遍考晋唐以来诸贤议论，非不珠璧琳琅，求一美备者，盖不可得，其何以传信于来兹？瑭进与病谋，退与心谋，十阅春秋，然后有得，然未敢轻治一人。癸丑岁，都下温役大行，诸友强起瑭治之，大抵已成坏病，幸存活数十人，其死于世俗之手者，不可胜数。呜呼！生民何辜，不死于病，而死于医，是有医不若无医也。学医不精，不若不学医也。因有志采辑历代名贤著述，去其驳杂，取其精微，间附己意，以及考验，合成一书，名曰《温病条辨》，然未敢轻易落笔。又历六年，至于戊午，吾乡汪瑟菴先生促瑭曰：来岁己未，湿土正化，二气中温厉大行，子盍速成是书，或者有益于民生乎！瑭愧不敏，未敢自信，恐以救人之心，获欺人之罪，转相仿效，至于无穷，罪何自赎哉！然是书不出，其得失终未可见。因不揣固陋，黾勉成章，就正海内名贤，指其疵谬，历为驳正，将万世赖之无穷期也。淮阴吴瑭自序。

# 凡　例

一、是书仿仲景《伤寒论》作法，文尚简要，便于记诵。又恐简则不明，一切议论，悉于分注注明，俾纲举目张，一见了然，并免后人妄注，致失本文奥义。

一、是书虽为温病而设，实可羽翼伤寒。若真能识得伤寒，断不致疑麻桂之法不可用；若真能识得温病，断不致以辛温治伤寒之法治温病。伤寒自以仲景为祖，参考诸家注述可也；温病当于是书中之辨似处究心焉。

一、晋唐以来诸名家，其识见学问工夫，未易窥测，瑭岂敢轻率毁谤乎？奈温病一症，诸贤悉未能透过此关，多所弥缝补救，皆未得其本真，心虽疑虑，未敢直断明确，其故皆由不能脱却《伤寒论》蓝本。其心以为推戴仲景，不知反晦仲景之法。至王安道始能脱却伤寒，辨证温病，惜其论之未详，立法未备。吴又可力为卸却伤寒，单论温病，惜其立论不精，立法不纯，又不可从。惟叶天士持论平和，立法精细。然叶氏吴人，所治多南方证，又立论甚简，但有医案，散见于杂症之中，人多忽之而不深究。瑭故历取诸贤精妙，考之《内经》，参以心得，为是编之作。诸贤如木工钻眼，已至九分，瑭特透此一分，作圆满会耳，非敢谓高过前贤也。至于驳证处，不得不下直言，恐误来学。《礼》云：事师无犯无隐，瑭谨遵之。

一、是书分为五卷，首卷历引经文为纲，分注为目，原温病之始。二卷为上焦篇，凡一切温病之属上焦者系之。三卷为中焦篇，凡温病之属中焦者系之。四卷为下焦篇，凡温病之属下焦者系之。五卷杂说、救逆、病后调治。俾阅者心目了然，胸有成局，不致临证混淆，有治上犯中、治中犯下之弊。末附一卷，专论产后调治与产后惊风、小儿急慢惊风、痘症。缘世医每于此症，惑于邪说，随手杀人，毫无依据故也。

一、经谓先夏至为病温，后夏至为病暑。可见暑亦温之类，暑自温而来，故将暑温、湿温，并收入温病论内，然治法不能尽与温病相同，故上焦篇内第四条，谓温毒、暑温、湿温不在此例。

一、是书之出，实出于不得已。因世之医温病者，毫无尺度，人之死于温病者，不可胜纪。无论先达后学，有能择其弊窦，补其未备，瑭将感之如师资之恩。

一、是书原为济病者之苦，医医士之病，非为获利而然，有能翻板传播者听之，务望校对真确。

一、《伤寒论》六经，由表入里，由浅及深，须横看。本论论三焦，由上及下，亦由浅入深，须竖看，与《伤寒论》为对待文字，有一纵一横之妙。学者诚能合二书而细心体察，自无难识之证，虽不及内伤，而万病诊法，实不出此一纵一横之外。

一、方中所定分量，宜多宜少，不过大概而已，尚须临证者自行斟酌。盖药必中病而后可，病重药轻，见病不愈，反生疑惑。若病轻药重，伤及无辜，又系医者之大戒。古人治病，胸有定见，目无全牛，故于攻伐之剂，每用多备少服法。于调补之剂，病轻者日再服，重者日三服，甚则日三夜一服。后人治病，多系捉风捕影，往往病东药西，败事甚多。因拘于约方之说，每用药多者二、三钱，少则三、五分为率，遂成痼疾。吾见大江南北，用甘草必三五分。夫甘草之性最为和平，有国老之称，坐镇有余，施为不足，设不假之以重权，乌能为功。即此一端，殊属可笑。医并甘草而不能用，尚望其用他药哉？不能用甘草之医，尚足以言医哉？又见北方儿科于小儿痘症，自一二朝用大黄，日加一、二钱，甚至三、五钱，加至十三四朝，成数两之多，其势必咬牙寒战，灰白塌陷，犹曰此毒未净也，仍须下之，有是理乎？经曰：大毒治病，十衰其六；中毒治病，十衰其七；小毒治病，十衰其八；无毒治病，十衰其九。食养尽之，勿使过剂。医者全在善测病情，宜多宜少，胸有确见，然后依经训约之，庶无过差也。

一、此书须前后互参，往往义详于前而略于后，详于后而略于前。再，法有定而病无定，如温病之不兼湿者，忌刚喜柔。愈后胃阳不复，或因前医过用苦寒，致伤胃阳，亦间有少用刚者。温病之兼湿者，忌柔喜刚，湿退热存之际，乌得不用柔哉？全在临证者善察病情，毫无差忒也。

一、是书原为温病而设，如疟、痢、疸、痹，多因暑温、湿温而成，不得不附见数条，以粗立规模，其详不及备载，以有前人之法可据，故不详论。是书所详论者，论前人之未备者也。

一、是书著眼处，全在认证无差（四字为通部提纲），用药先后缓急得宜，不求识证之真，而妄议药之可否，不可与言医也。

一、古人有方即有法，故取携自如，无投不利。后世之失，一失于测证无方，识证不真，再失于有方无法。本论于各方条下，必注明系用《内经》何法，俾学者知先识证，而后有治病之法，先知有治病之法，而后择用何方。有法同而方异者，有方似同而法异者，稍有不真，即不见效，不可不详察也。

一、大匠诲人，必以规矩，学者亦必以规矩。是书有鉴于唐宋以来，人自为规，而不合乎大中至正之规，以至后学宗张者非刘，宗朱者非李，未识医道之全体，故远追《玉函经》，补前人之未备，尤必详立规矩，使学者有阶可升，至神明变化，出乎规矩之外，而仍不离乎规矩之中，所谓从心所欲不踰矩，是所望于后之达士贤人，补其不逮，诚不敢自谓尽善又尽美也。

# 原病篇

汪瑟菴先生参订　吴瑭鞠通氏著
徵以园先生同参　受业姪嘉会校字
朱武曹先生点评　男　廷连同校

**一、《六元正纪大论》曰：辰戌之岁，初之气，民厉温病。卯酉之岁，二之气，厉大至，民善暴死。终之气，其病温。寅申之岁，初之气，温病乃起。丑未之岁，二之气，温厉大行，远近咸若。子午之岁，五之气，其病温。巳亥之岁，终之气，其病温厉。**

叙气运，原温病之始也。每岁之温，有早暮微盛不等，司天在泉，主气客气相加临而然也。细考《素问》注自知，兹不多赘。

按吴又可谓温病非伤寒，温病多而伤寒少，甚通。谓非其时而有其气，未免有顾此失彼之诮。盖时和岁稔，天气以宁，民气以和，虽当盛之岁亦微；至于凶荒兵火之后，虽应微之岁亦盛，理数自然之道，无足怪者。

**二、《阴阳应象大论》曰：喜怒不节，寒暑过度，生乃不固，故重阴必阳，重阳必阴。故曰：冬伤于寒，春必病温。**

上节统言司天之病，此下专言人受病之故。

细考宋元以来诸名家，皆不知温病伤寒之辨。如庞安常之《卒病论》，朱肱之《活人书》，韩祇和之《微旨》，王实之《证治》，刘守真之《伤寒医鉴》、《伤寒直格》，张子和之《伤寒心镜》等书，非以治伤寒之法治温病，即将温暑认作伤寒（上句尤多），而疑麻桂之法不可用，遂别立防风通圣、双解通圣、九味羌活等汤，甚至于辛温药中加苦寒，王安道《溯洄集》中辨之最详，兹不再辨。论温病之最详者，莫过张景岳、吴又可、喻嘉言三家。时医所宗者，三家为多，请略陈之。按张景岳、喻嘉言皆著讲“寒”字，并未理会本文上有“故曰”二字，上文有“重阴必阳，重阳必阴”二句。张氏立论出方，悉与伤寒混，谓温病即伤寒，袭前人之旧，全无实得，固无足论。喻氏立论，虽有分析，中篇亦混入伤寒少阴、厥阴证，出方亦不能外辛以发表、辛热温里，为害实甚。以苦心力学之士，尚不免智者千虑之失，尚何怪后人之无从取法，随手杀人哉！甚矣，学问之难也。吴又可实能识得寒温二字，所见之证，实无取乎辛温辛热甘温，又不明伏气为病之理，以为何者为即病之伤寒，何者为不即病待春而发之温病，遂直断温热之原非风寒所中，不责己之不明，反责经言之谬（醒透）。瑭推原三子之偏，各自有说。张氏混引经文，将论伤寒之文引证温热，以伤寒化热之后，经亦称热病故也。张氏不能分析，遂将温病认作伤寒。喻氏立论，开口言春温，当初春之际，所见之病，多有寒证，遂将伤寒认作温病。吴氏当崇祯凶荒兵火之际，满眼温疫，遂直辟经文“冬伤于寒，春必病温”之文。盖皆各执己见，不能融会贯通也。瑭按伏气为病，如春温、冬咳、温疟，《内经》已明言之矣。亦有不因伏气，乃司天时令现行之气，如前列《六元正纪》所云是也。此二者，皆理数之常者也。更有非其时而有其气，如又可所云戾气，间亦有之，乃其变也。惟在司命者，善察其常变而补救之。

**三、《金匮真言论》曰：夫精者，身之本也。故藏于精者，春不病温。**

易曰：履霜坚冰至，圣人恒示戒于早，必谨于微。记曰：凡事豫则立。经曰：上工不治已病治未病，圣人不治已乱治未乱。

此一节，当与月令参看，与上条冬伤于寒互看，盖谓冬伤寒则春病温，惟藏精者足以避之。故《素问》首章《上古天真论》，即言男女阴精之所以生，所以长，所以枯之理。次章紧接《四气调神大论》，示人春养生，以为夏奉长之地；夏养长，以为秋奉收之地；秋养收，以为冬奉藏之地；冬养藏，以为春奉生之地。盖能藏精者，一切病患皆可却，岂独温病为然哉！《金匮》谓五脏元真通畅，人即安和是也。何喻氏不明此理，将冬伤于寒作一大扇文字，将不藏精又作一大扇文字，将不藏精而伤于寒，又总作一大扇文字，勉强割裂《伤寒论》原文以实之，未免有过虑则凿之弊。"不藏精"三字须活看，不专主房劳说，一切人事之能摇动其精者皆是，即冬日天气应寒，而阳不潜藏，如春日之发泄，甚至桃李反花之类亦是。

汪按：喻氏天资超卓，学力精锐，在此道诚为独辟榛芜，深窥窔奥，但帖括结习太重，往往于间架门面上着力，论伤寒以青龙桂麻鼎峙，柯氏已正其失矣。乃论温病，仍用三扇，甚至方法数目，一一求合《伤寒论》，正如汉唐步天，以律吕卦爻为主，牵凑补缀，反使正义不明，读者当分别观之也。《寓意草》中金鉴一条，仍属伤寒，指为温病者非。

**四、《热论篇》曰：凡病伤寒而成温者，先夏至日者为病温，后夏至日者为病暑，暑当与汗出，勿止。**

温者，暑之渐也。先夏至，春候也。春气温，阳气发越，阴精不足以承之，故为病温。后夏至，温盛为热，热盛则湿动，热与湿博而为暑也。勿者，禁止之词，勿止暑之汗，即治暑之法也。

**五、《刺志论》曰：气盛身寒，得之伤寒，气虚身热，得之伤暑。**

此伤寒暑之辨也。经语分明如此，奈何世人悉以治寒法治温暑哉！

**六、《生气通天论》曰：因于暑，汗，烦则喘喝，静则多言。**

暑中有火，性急而疏泄，故令人自汗。火与心同气相求，故善烦。烦从火从页，谓心气不宁，而面若火烁也。烦则喘喝者，火克金故喘，郁遏胸中清廓之气，故欲喝而呻之。其或邪不外张，而内藏于心则静，心主言，暑邪在心，虽静亦欲自言不休也。

**七、《论疾诊尺篇》曰：尺肤热甚，脉盛躁者，病温也。其脉盛而滑者，病且出也。**

此节以下，诊温病之法。经之辨温病，分明如是，何世人悉谓伤寒，而悉以伤寒足三阴经温法治之哉？张景岳作《类经》，割裂经文，蒙混成章，由未细心细绎也。尺肤热甚，火烁精也。脉盛躁，精被火煎沸也。脉盛而滑，邪机向外也。

**八、《热病篇》曰：热病三日，而气口静，人迎躁者，取之诸阳，五十九刺，以泻其热而出其汗，实其阴以补其不足者。身热甚，阴阳皆静者，勿刺也。其可刺者，急取之，不汗出则泄。所谓勿刺者，有死征也。热病七日八日，动喘而弦者，急刺之，汗且自出，浅刺手大指间。热病七日八日，脉微小，病者溲血、口中干，一日半而死，脉代者一日死。热病已得汗出，而脉尚躁，喘且复热，勿刺肤，喘甚者死。热病七日八日，脉不躁，躁不散数，后三日中有汗，三日不汗，四日死，未曾汗者，勿腠刺之。热病不知所痛，耳聋不能自收，口干，阳热甚，阴颇有寒者，热在骨髓，死不可治。热病已得汗，而脉尚躁盛，此阴脉之极也，死；其得汗而脉静者生。热病者脉尚躁盛，而不得汗者，此阳脉之极也，死。**阳脉之极，虽云死征，较前阴阳俱静有差，此证犹可大剂急急救阴，亦有活者。盖已得汗而阳脉躁甚，邪强正弱，正尚能与邪争，若留得一分正气，便有一分生理，只在留之得法耳。至阴阳俱静，邪气深入下焦阴分，正无捍邪之意，直听邪之所为，不死何待。**脉盛躁，得汗静者生。热病不可刺者有九：一曰汗不出，大颧发赤，哕者死。二曰泄而腹满甚者死。三曰目不明，热不已者死。四曰老人婴儿，热而腹满者死。**

**五曰汗大出，呕，下血者死。六曰舌本烂，热不已者死。七曰欬而衄，汗不出，出不至足者死。八曰髓热者死。九曰热而痉者死，腰折、瘈疭，齿噤龂也。凡此九者，不可刺也。太阳之脉，色荣颧骨，热病也，与厥阴脉争见者，死期不过三日。少阳之脉，色荣颊前，热病也，与少阴脉争见者，死期不过三日。**

此节历叙热病之死征，以禁人之刺，盖刺则必死也。然刺固不可，亦间有可药而愈者，盖刺法能泄能通，开热邪之闭结最速。至于益阴以留阳，实刺法之所短，而汤药之所长也。

热病三日而气口静，人迎躁者，邪机尚浅，在上焦，故取之诸阳，以泄其阳邪，阳气通，则汗随之。实其阴以补其不足者，阳盛则阴衰，泻阳则阴得安其位，故曰实其阴，泻阳之有余，即所以补阴之不足，故曰补其不足也。实其阴以补其不足，此一句实治温热之吃紧大纲。盖热病未有不耗阴者，其耗之未尽则生，尽则阳无留恋，必脱而死也。真能体味此理，思过半矣。此论中治法，实从此处入手（独具只眼，可谓饮上池水矣。要领。前人所云，一言以蔽之曰：存津液）。

身热甚而脉之阴阳皆静，脉证不应，阳证阴脉，故曰勿刺。

热病七八日，动喘而弦，喘为肺气实，弦为风火鼓荡，故浅刺手大指间，以泄肺热，肺之热痺开则汗出。大指间，肺之少商穴也。

热证七八日，脉微小者，邪气深入下焦血分，逼血从小便出，故溲血。肾精告竭，阴液不得上潮，故口中干。脉至微小，不惟阴精竭，阳气亦从而竭矣，死象自明。倘脉实者可治，法详于后。

热病已得汗，脉尚躁而喘，故知其复热也。热不为汗衰，火热克金，故喘。金受火克，肺之化源欲绝，故死。间有可治，法详于后。

热病不知所痛，正衰不与邪争也。耳聋，阴伤精欲脱也。不能自收，真气惫也。口干热甚，阳邪独盛也。阴颇有寒，此寒字作虚字讲，谓下焦阴分，颇有虚寒之证，以阴精亏损之人，真气败散之象已见，而邪热不退，未有不乘其空虚而入者，故曰热在骨髓，死不治也。其有阴虚阳盛，而真气未至溃败者，犹有治法，详见于后。

热病已得汗，而脉尚躁盛，此阴虚之极，故曰死。然虽不可刺，犹可以药，沃之得法，亦有生者，法详于后。

脉躁盛不得汗，此阳盛之极也。阳盛而至于极，阴无容留之地，故亦曰死。然用药开之得法，犹可生，法详于后。

汗不出而颧赤，邪盛不得解也。哕，脾阴病也，阴阳齐病，治阳碍阴，治阴碍阳，故曰死也。泄而腹满甚，脾阴病重也，亦系阴阳皆病。目不明，精散而气脱也。经曰精散视岐，又曰气脱者，目不明。热犹未已，仍铄其精而伤其气，不死得乎？老人婴儿，一则孤阳已衰，一则稚阳未足，既得温热之阳病，又加腹满之阴病，不必至于满甚，而已有死道焉。汗不出为邪阳盛，呕为正阳衰。下血者，热邪深入，不得外出，必逼迫阴络之血下注，亦为阴阳两伤也。舌本烂，肾脉胆脉心脉，皆循喉咙系舌本，阳邪深入，则一阴一阳之火，结于血分，肾水不得上济，热退犹可生，热仍不止，故曰死也。欬而衄，邪闭肺络，上行清道，汗出邪泄可生，不然则化源绝矣。髓热者，邪入至深，至于肾部也。热而痉，邪入至深，至于肝部也。以上九条，虽皆不可刺，后文亦间立治法，亦有可生者。太阳之脉，色荣颧骨，为热病者，按手太阳之脉，由目内眦，斜络于颧，而与足太阳交，是颧者两太阳交处也。太阳属水，水受火沸，故色荣赤，为热病也。与厥阴脉争见，厥阴，木也，水受火之反克，金不来生木，反生火，水无容足之地（名言叠出），故死速也。少阳之脉，色荣颊前，为热病者，按手少阳之脉，出耳前，过客主人前足少阳穴交颊至目锐眥，而交足少阳，是颊前两少阳交处也。少阳属相火，火色现于二经交会之处，故为热病也。与少阴脉争见，少阴属君火，二火相炽，水难为受（所谓一水不胜二火也），故亦不出三日而死也。

**九、《评热病论》帝曰：有病温者，汗出辄复热，而脉躁疾，不为汗衰，狂言不能食，病名为何？岐伯曰：病名阴阳交，交者死也。人所以汗出者，皆生于谷，谷生于精。今邪气交争于骨肉而得汗者，是邪却而精胜也，精胜则当能食，而不复热。复热者，邪气也，汗者，精气也，今汗出而辄复热者，邪气胜也。不能食者，精无俾也。病而留者，其寿可立而倾也。且夫《热论》曰：汗出而脉尚躁盛者死。今脉不与汗相应，此不胜其病也，其死明矣。狂言者，是失志，失志者死。今见三死，不见一生，虽愈必死也。**

此节语意自明，经谓必死之证，谁敢谓生。然药之得法，有可生之理，前所谓针药各异用也，详见后。

**十、《刺热篇》曰：肝热病者，小便先黄，腹痛多卧身热。热争则狂言及惊，胁满痛，手足躁，不得安卧。庚辛甚，甲乙大汗，气逆则庚辛日死。刺足厥阴、少阳。其逆则头痛员员，脉引冲头也。**

肝病小便先黄者，肝脉络阴器，又肝主疏泄，肝病则失其疏泄之职，故小便先黄也。腹痛多卧，木病克脾土也。热争，邪热甚而与正气相争也。狂言及惊，手厥阴心包病也，两厥阴同气，热争则手厥阴亦病也。胁满痛，肝脉行身之两旁，胁，其要路也。手足躁，不得安卧，肝主风，风淫四末，又木病克土，脾主四肢，木病热，必吸少阴肾中真阴，阴伤，故骚扰不得安卧也。庚辛金日克木，故甚。甲乙肝木旺时，故汗出而愈。气逆，谓病重而不顺其可愈之理，故逢其不胜之日而死也。刺足厥阴、少阳，厥阴系本脏，少阳、厥阴之腑也。并刺之者，病在脏，泻其腑也。逆则头痛以下，肝主升，病极而上升之故。自庚辛日甚以下之理，余脏仿此。

**十一、心热病者，先不乐，数日乃热。热争则卒心痛，烦闷**

**善呕，头痛面赤无汗。壬癸甚，丙丁大汗，气逆则壬癸死。刺手少阴、太阳。**

心病先不乐者，心包名膻中，居心下，代君用事，经谓膻中为臣使之官，喜乐出焉，心病故不乐也。卒心痛，凡实痛皆邪正相争，热争，故卒然心痛也。烦闷，心主火，故烦。膻中气不舒，故闷。呕，肝病也，两厥阴同气，膻中代心受病，故热甚而争之后，肝病亦见也，且邪居膈上，多善呕也。头痛，火升也。面赤，火色也。无汗，汗为心液，心病故汗不得通也。

**十二、脾热病者，先头重，颊痛，烦心，颜青，欲呕，身热。热争则腰痛，不可用俛仰，腹满泄，两颔痛。甲乙甚，戊己大汗，气逆则甲乙死。刺足太阴、阳明。**

脾病头先重者，脾属湿土，性重。经谓湿之中人也，首如裹，故脾病头先重也。颊，少阳部也，土之与木，此负则彼胜，土病而木病亦见也。烦心，脾脉注心也。颜青欲呕，亦木病也。腰痛不可用俛仰，腰为肾之腑，脾主制水，肾为司水之神，脾病不能制水，故腰痛。再脾病胃不能独治，阳明主约束而利机关，故痛而至于不可用俛仰也。腹满泄，脾经本病也。颔痛，亦木[1]病也。

**十三、肺热病者，先淅然厥起毫毛，恶风寒，舌上黄，身热。热争则喘欬，痛走胸膺背，不得太息，头痛不堪，汗出而寒。丙丁甚，庚辛大汗，气逆则丙丁死。刺手太阴、阳明，出血如大豆，立已。**

肺病先恶风寒者，肺主气，又主皮毛，肺病则气贲郁，不得捍卫皮毛也。舌上黄者，肺气不化，则湿热聚而为黄苔也。按苔字，方书悉作胎。胎乃胎包之胎，特以苔生舌上，故从肉旁。不知古人借用之字甚多，盖湿热蒸而生苔，或黄、或白、或青、或黑，皆因病之深浅，或寒、或热、或

[1]木：医学大成本作“本”。

燥、或湿而然，如春夏间石上土坂之阴面生苔者然。故本论苔字，悉从草不从肉。

喘，气郁极也。欬，火克金也。胸膺，背之腑也，皆天气主之，肺主天气，肺气郁极，故痛走胸膺背也。走者，不定之词。不得太息，气郁之极也。头痛不堪，亦天气偾[①]郁之极也。汗出而寒，毛窍开，故汗出，汗出卫虚，故恶寒，又肺本恶寒也。

**十四、肾热病者，先腰痛，胻痠，苦渴数饮，身热。热争则项痛而强，胻寒且痠，足下热，不欲言。其逆则项痛，员员澹澹然。戊己甚，壬癸大汗，气逆则戊己死。刺足少阴、太阳。**

肾病腰先痛者，腰为肾之府，又肾脉贯脊，会于督之长强穴。胻，肾脉入跟中，以上腨内，太阳之脉，亦下贯腨内，腨即胻也。痠，热烁液也。若渴数饮，肾主五液而恶燥，病热则液伤而燥，故苦渴而饮水求救也。项，太阳之脉，从巅入络脑，还出别下项，肾病至于热争，脏病甚而移之腑，故项痛而强也。胻寒且痠，胻义见上，寒，热极为寒也。痠，热烁液也。足下热，肾脉从小指之下，邪趋足心涌泉穴，病甚而热也。不欲言，心主言，肾病则水克火也。员员澹澹，状其痛之甚而无奈也。

**十五、肝热病者，左颊先赤；心热病者，颜先赤；脾热病者，鼻先赤；肺热病者，右颊先赤；肾热病者，颐先赤。病虽未发，见赤色者刺之，名曰治未病。**

此节言五脏欲病之先，必各现端绪于其部分，示人早治，以免热争则病重也。

**十六、《热论篇》帝曰：热病已愈，时有所遗者，何也？岐伯曰：诸遗者，热甚而强食之，故有所遗也。若此者，皆病已衰，而热有所藏，因其谷气相薄，两热相合，故有所遗也。帝曰：治遗奈何？岐伯曰：视其虚实，调其逆从，可使必已也。帝曰：病热当何禁之？岐伯曰：病热少愈，食肉则复，多食则遗，**

①偾：叶氏重镌本、医学大成本、1972 年人卫本作“贲”。

**此其禁也。**

此节言热病之禁也，语意自明。大抵邪之着人也，每借有质以为依附（语妙可以神会），热时断不可食，热退必须少食，如兵家坚壁清野之计，必俟热邪尽退，而后可大食也。

**十七、《刺法论》帝曰：余闻五疫之至，皆相染易，无问大小，病状相似，不施救疗，如何可得不相移易者？岐伯曰：不相染者，正气存内，邪不可干。**

此言避疫之道。按此下尚有避其毒气若干言，以其想青气、想白气等，近于祝由家言，恐后人附会之词，故节之。要亦不能外正气存内，邪不可干二句之理，语意已尽，不必滋后学之惑也。

**十八、《玉板论要》曰：病温虚甚，死。**

病温之人，精血虚甚，则无阴以胜温热，故死。

**十九、《平人气象论》曰：人一呼脉三动，一吸脉三动而躁，尺热曰病温，尺不热，脉滑曰病风，脉涩曰痹。**

呼吸俱三动，是六七至脉矣，而气象又急躁，若尺部肌肉热，则为病温。盖温病必伤金水二脏之津液，尺之脉属肾，尺之穴属肺也，此处肌肉热，故知为病温。其不热而脉兼滑者，则为病风，风之伤人也，阳先受之，尺为阴，故不热也。如脉动躁而兼涩，是气有余而血不足，病则为痹矣。

# 卷　一

# 上焦篇

汪瑟菴先生参订　吴瑭鞠通氏著
徽以园先生同参　受业姪嘉会校字
朱武曹先生点评　男　廷连同校

## 风温　温热　温疫　温毒　冬温

**一、温病者，有风温、有温热、有温疫、有温毒、有暑温、有湿温、有秋燥、有冬温、有温疟。**

此九条，见于王叔和《伤寒例》中居多，叔和又牵引《难经》之文，以神其说。按时推病，实有是证，叔和治病时，亦实遇是证，但叔和不能别立治法，而叙于《伤寒例》中，实属蒙混。以《伤寒论》为治外感之妙法，遂将一切外感悉收入伤寒例中，而悉以治伤寒之法治之（心苦为分明）。后人亦不能打破此关，因仍苟简，千余年来，贻患无穷，皆叔和之作俑，无怪见驳于方有执、喻嘉言诸公也。然诸公虽驳叔和，亦未曾另立方法，喻氏虽立治法，仍不能脱却伤寒圈子，弊与叔和无二，以致后人无所遵依。本论详加考核，准古酌今，细立治法，除伤寒宗仲景法外，俾四时杂感，朗若列眉，未始非叔和有以肇其端，东垣、河间、安道、又可、嘉言、天士宏其议，而瑭得以善其后也。

风温者，初春阳气始开，厥阴行令，风夹温也。温热者，春末夏初，阳气弛张，温盛为热也。温疫者，厉气流行，多兼秽浊，家家如是，若役使然也。温毒者，诸温夹毒，秽浊太甚也。

暑温者，正夏之时，暑病之偏于热者也。湿温者，长夏初秋，湿中生热，即暑病之偏于湿者也（热湿两字着眼）。秋燥者，秋金燥烈之气也。冬温者，冬应寒而反温，阳不潜藏，民病温也。温疟者，阴气先伤，又因于暑，阳气独发也。

按诸家论温，有顾此失彼之病，故是编首揭诸温之大纲，而名其书曰《温病条辨》。

**二、凡病温者，始于上焦，在手太阴。**

伤寒由毛窍而入，自下而上，始足太阳。足太阳膀胱属水，寒即水之气，同类相从，故病始于此。古来但言膀胱主表，殆未尽其义，肺者，皮毛之合也，独不主表乎？按人身一脏一腑主表之理，人皆习焉不察。以三才大道言之，天为万物之大表，天属金，人之肺亦属金，肺主皮毛。经曰皮应天，天一生水，地支始于子，而亥为天门，乃贞元之会。人之膀胱为寒水之腑，故俱同天气，而俱主表也。治法必以仲景六经次传为祖法。温病由口鼻而入，自上而下，鼻通于肺，始手太阴。太阴，金也，温者，火之气，风者，火之母，火未有不克金者，故病始于此，必从河间三焦定论。再寒为阴邪，虽《伤寒论》中亦言中风，此风从西北方来，乃觱发之寒风也，最善收引，阴盛必伤阳，故首郁遏太阳经中之阳气，而为头痛身热等证。太阳阳腑也，伤寒阴邪也，阴盛伤人之阳也。温为阳邪，此论中亦言伤风，此风从东方来，乃解冻之温风也，最善发泄，阳盛必伤阴，故首郁遏太阴经中之阴气，而为咳嗽、自汗、口渴、头痛、身热、尺热等证（风字从无人辨析至此）。太阴，阴脏也，温热，阳邪也，阳盛伤人之阴也。阴阳两大法门之辨，可了然于心目间矣（提纲）。

夫大明生于东，月生于西，举凡万物，莫不由此少阳、少阴之气以为生成，故万物皆可名之曰东西。人乃万物之统领也，得东西之气最全，乃与天地东西之气相应。其病也，亦不能不与天地东西之气相应。东西者，阴阳之道路也，由东而往，为木、为风、为湿、为火、为热。湿土居中，与火交而成暑。火也者，南也。由西而往，为金、为燥、为水、为寒。水也者，北也。水火者，阴阳之征兆也。南北者，阴阳之极致也。天地运行此阴阳以化生万物，故曰天之无恩而大恩生。天地运行之阴阳和平，人生之阴阳亦和平，安有所谓病也哉？天地与人之阴阳，一有所偏，即为病也。偏之浅者病浅，偏之深者病深，偏于火者病温、病热，偏于水者病清、病寒，此水火两大法门之辨，医者不可不知。烛其为水之病也，而温之热之。烛其为火之病也，而凉之寒之。各救其偏，以抵于平和而已，非如鉴之空，一尘不染，如衡之平，毫无倚着，不能暗合道妙，岂可各立门户，专主于寒热温凉一家之论而已哉（医学总论，偏于补泻者，厥罪惟均）？瑭因辨寒病之原于水，温病之原于火也，而并及之。

**三、太阴之为病，脉不缓不紧而动数，或两寸独大，尺肤热，头痛，微恶风寒，身热自汗，口渴，或不渴而咳，午后热甚者，名曰温病。**

不缓，则非太阳中风矣，不紧，则非太阳伤寒矣。动数者，风火相煽之象，经谓之躁。两寸独大，火克金也[①]。尺肤热，尺部肌肤热甚，火反克水也。头痛恶风寒，身热自汗，与太阳中风无异，此处最足以相混，于何辨之？于脉动数，不缓不紧，证有或渴或咳、尺热午后热甚辨之。太阳头痛，风寒之邪，循太阳经上至头与项，而项强头痛也。太阴之头痛，肺主天气，天气郁则头亦痛也，且春气在头，又火炎上也。吴又可谓浮泛太阳经者，臆说也。伤寒之恶寒，太阳属寒水而主表，故恶风寒。温病之恶

---

①火克金也：此句后医学大成本、1972年人卫本有眉批朱评“按温病之脉多洪，或长，或滑，或数，兼见不一。然总无紧脉，紧则为寒，乃非温病。但紧数二脉相类，辨之宜确。脉诀云：数而弦急为紧。又云：紧来如数似弹绳，数脉惟看至数间。玩此，则知紧数矣。”

寒，肺合皮毛，而亦主表，故亦恶风寒也。太阳病则周身之阳气郁，故身热。肺主化气，肺病不能化气，气郁则身亦热也。太阳自汗，风疏卫也。太阴自汗，皮毛开也，肺亦主卫。渴，火克金也。咳，肺气郁也。午后热甚，浊邪归下，又火旺时也，又阴受火克之象也。

**四、太阴风温、温热、温疫、冬温，初起恶风寒者，桂枝汤主之。但热不恶寒而渴者，辛凉平剂银翘散主之。温毒、暑温、湿温、温疟，不在此例。**

按仲景《伤寒论》原文，太阳病，谓如太阳证，即上文头痛、身热、恶风、自汗也。但恶热不恶寒而渴者，名曰温病，桂枝汤主之。盖温病忌汗，最喜解肌，桂枝本为解肌，且桂枝芳香化浊，芍药收阴敛液，甘草败毒和中，姜、枣调和营卫，温病初起，原可用之，此处却变易前法，恶风寒者，主以桂枝，不恶风寒，主以辛凉者，非敢擅违古训也。仲景所云不恶风寒者，非全不恶风寒也，其先亦恶风寒，迨既热之后，乃不恶风寒耳。古文简质，且对太阳中风热时亦恶风寒言之，故不暇详耳。盖寒水之病，冬气也，非辛温春夏之气，不足以解之。虽曰温病，既恶风寒，明是温自内发，风寒从外搏，成内热外寒之证，故仍旧用桂枝辛温解肌法，俾得微汗，而寒热之邪皆解矣。温热之邪，春夏气也，不恶风寒，则不兼寒风可知，此非辛凉秋金之气，不足以解之。桂枝辛温，以之治温，是以火济火也，故改从《内经》风淫于内，治以辛凉，佐以苦甘法（全书力辟以温治温之非，而以桂枝发端，明乎外寒搏内热，或非寒时而感寒气者，本可用之。而纯乎温病者不可用，明矣。又按：外寒搏内热，及非时伤风，春秋皆有之，即暑中亦有之，皆可少投辛温，但须辨之清切耳）。

**桂枝汤方**

桂枝六钱　芍药三钱，炒　炙甘草二钱　生姜三片　大枣二枚，去核煎法服法，必如《伤寒论》原文而后可。不然，不惟失桂枝汤之妙，反生他变，病必不除。

汪按：麻黄、桂枝，即系肺药，故传足不传手，前人多不以为然，但人之经络相通，而天之感气则异，故治法不同也。

**辛凉平剂银翘散方**

连翘一两　银花一两　苦桔梗六钱　薄荷六钱　竹叶四钱　生甘草五钱　芥穗四钱　淡豆豉五钱　牛旁[①]子六钱

右杵为散，每服六钱，鲜苇根汤煎，香气大出即取服，勿过煮。肺药取轻清，过煮则味厚而入中焦矣。病重者，约二时一服，日三服，夜一服。轻者三时一服，日二服，夜一服。病不解者，作再服。盖肺位最高，药过重则过病所，少用又有病重药轻之患，故从普济消毒饮时时轻扬法（妙甚）。今人亦间有用辛凉法者，多不见效，盖病大药轻之故，一不见效，遂改弦易辙，转去转远，即不更张，缓缓延至数日后，必成中下焦证矣。胸膈闷者，加藿香三钱、郁金三钱护膻中。渴甚者，加花粉。项肿咽痛者，加马勃、元参。衄者，去芥穗、豆豉，加白茅根三钱、侧柏炭三钱、栀子炭三钱。咳者，加杏仁利肺气。二三日病犹在肺，热渐入里，加细生地、麦冬保津液。再不解，或小便短者，加知母、黄芩、栀子之苦寒，与麦、地之甘寒，合化阴气，而治热淫所胜。

方论：按温病忌汗，汗之不惟不解，反生他患（要著）。盖病在手经，徒伤足太阳无益。病自口鼻吸受而生，徒发其表亦无益也。且汗为心液，心阳受伤，必有神明内乱、谵语颠狂、内闭外脱之变。再，误汗虽曰伤阳，汗乃五液之一，未始不伤阴也。《伤寒论》曰：尺脉微者为里虚，禁汗，其义可见。其曰伤阳者，特举其伤之重者而言之耳（精能之至）。温病最善伤阴，用药又复

---

①旁：医学大成本、1972年人卫本作“蒡”。

伤阴，岂非为贼立帜乎？此古来用伤寒法治温病之大错也。至若吴又可开首立一达原饮，其意以为直透膜原，使邪速溃，其方施于藜藿壮实人之温疫病，容有愈者，芳香辟秽之功也。若施于膏粱纨绔及不甚壮实人，未有不败者。盖其方中首用槟榔、草果、厚朴为君，夫槟榔，子之坚者也，诸子皆降，槟榔苦辛而温，体重而坚，由中走下，直达肛门，中下焦药也。草果亦子也，其气臭烈大热，其味苦，太阴脾经之劫药也。厚朴苦温，亦中焦药也。岂有上焦温病，首用中下焦苦温雄烈劫夺之品，先劫少阴津液之理？知母、黄芩，亦皆中焦苦燥里药，岂可用乎？况又有温邪游溢三阳之说，而有三阳经之羌活、葛根、柴胡加法，是仍以伤寒之法杂之，全不知温病治法，后人止谓其不分三焦，犹浅说也。其三消饮加入大黄、芒硝，惟邪入阳明，气体稍壮者，幸得以下而解，或战汗而解，然往往成弱证，虚甚者则死矣。况邪有在卫者、在胸中者、在营者、入血者，妄用下法，其害可胜言耶？岂视人与铁石一般，并非气血生成者哉？究其始意，原以矫世医以伤寒法治病温之弊，颇能正陶氏之失，奈学未精纯，未足为法。至喻氏、张氏多以伤寒三阴经法治温病，其说亦非，以世医从之者少，而宗又可者多，故不深辩耳。本方谨遵《内经》风淫于内，治以辛凉，佐以苦甘。热淫于内，治以咸寒，佐以甘苦之训。王安道《溯洄集》，亦有温暑当用辛凉不当用辛温之论，谓仲景之书为即病之伤寒而设，并未尝为不即病之温暑而设。张凤逵集治暑方亦有暑病首用辛凉，继用甘寒，再用酸泄酸敛，不必用下之论，皆先得我心者。又宗喻嘉言芳香逐秽之说，用东垣清心凉膈散，辛凉苦甘。病初起，且去入里之黄芩，勿犯中焦，加银花辛凉，芥穗芳香，散热解毒，牛蒡子辛平润肺，解热散结，除风利咽，皆手太阴药也。合而论之，经谓冬不藏精，春必病温。又谓藏于精者，春不病温。又谓病温虚甚死。可见病温者，精气先虚（著眼。止此二语，沾丐①后学无穷矣）。此方之妙，预护其虚，纯然清肃上焦，不犯中下，无开门揖盗之弊，有轻以去实之能，用之得法，自然奏效。此叶氏立法，所以迥出诸家也。

**五、太阴温病，恶风寒，服桂枝汤已，恶寒解，余病不解者，银翘散主之。余证悉减者，减其制。**

太阴温病，总上条所举而言也。恶寒已解，是全无风寒，止余温病，即禁辛温法，改从辛凉。减其制者，减银翘散之制也。

**六、太阴风温，但咳，身不甚热，微渴者，辛凉轻剂桑菊饮主之。**

咳，热伤肺络也。身不甚热，病不重也。渴而微，热不甚也。恐病轻药重，故另立轻剂方。

**辛凉轻剂桑菊饮方**

杏仁二钱　连翘一钱五分　薄荷八分　桑叶二钱五分　菊花一钱　苦梗二钱　甘草八分　苇根二钱

水二杯，煮取一杯，日二服。二三日不解，气粗似喘，燥在气分者，加石膏、知母。舌绛暮热，甚燥，邪初入营，加元参二钱、犀角一钱。在血分者，去薄荷、苇根，加麦冬、细生地、玉竹、丹皮各二钱。肺热甚加黄芩，渴者加花粉。

方论：此辛甘化风、辛凉微苦之方也。盖肺为清虚之脏，微苦则降，辛凉则平，立此方所以避辛温也。今世佥用杏苏散，通治四时咳嗽，不知杏苏散辛温，只宜风寒，不宜风温，且有不分表里之弊。此方独取桑叶、菊花者，桑得箕星之精，箕好风，风气通于肝，故桑叶善平肝风。春乃肝令而主风，木旺金衰之候，故抑其有余。桑叶芳香有细毛，横纹最多，故亦走肺络而宣肺气。菊花晚成，芳香味甘，能补金水二脏，故用之以补其不足。

①丐：医学大成本作“惠”。

风温咳嗽，虽系小病，常见误用辛温重剂，销铄肺液，致久嗽成劳者，不一而足（吃紧语）。圣人不忽于细，必谨于微，医者于此等处，尤当加意也。

**七、太阴温病，脉浮洪，舌黄，渴甚，大汗，面赤，恶热者，辛凉重剂白虎汤主之。**

脉浮洪，邪在肺经气分也。舌黄，热已深。渴甚，津已伤也。大汗，热逼津液也。面赤，火炎上也。恶热，邪欲出而未遂也。辛凉平剂，焉能胜任？非虎啸风生，金飙退热，而又能保津液不可（篇中屡言保津液，读者不可忽也）。前贤多用之。

**辛凉重剂白虎汤方**

生石膏一两，研　知母五钱　生甘草三钱　白粳米一合

水八杯，煎取三杯，分温三服。病退，减后服，不知，再作服。

方论：义见法下，不再立论，下仿此。

**八、太阴温病，脉浮大而芤，汗大出，微喘，甚至鼻孔扇者，白虎加人参汤主之。脉若散大者，急用之，倍人参。**

浮大而芤，几于散矣，阴虚而阳不固也。补阴药有鞭长莫及之虞，惟白虎退邪阳，人参固正阳，使阳能生阴，乃救化源欲绝之妙法也。汗涌、鼻扇、脉散，皆化源欲绝之征兆也。

**白虎加人参汤方**

即于前方内加人参三钱。

**九、白虎本为达热出表，若其人脉浮弦而细者，不可与也。脉沉者，不可与也。不渴者，不可与也。汗不出者，不可与也。常须识此，勿令误也。**

此白虎之禁也。按白虎慓悍，邪重非其力不举，用之得当，原有立竿见影之妙，若用之不当，祸不旋踵。懦者多不敢用，未免坐误事机。孟浪者不问其脉证之若何，一概用之，甚至石膏用至斤余之多。应手而效者固多，应手而毙者亦复不少，皆未真知

确见其所以然之故，故手下无准的也。

**十、太阴温病，气血两燔者，玉女煎去牛膝加元参主之。**

气血两燔，不可专治一边，故选用张景岳气血两治之玉女煎。去牛膝者，牛膝趋下，不合太阴证之用。改熟地为细生地者，亦取其轻而不重，凉而不温之义，且细生地能发血中之表也。加元参者，取其壮水制火，预防咽痛、失血等证也（此思患预防之义）。

**玉女煎去牛膝熟地加细生地元参方** 辛凉合甘寒法

生石膏一两　知母四钱　元参四钱　细生地六钱　麦冬六钱

水八杯，煮取三杯，分二次服，渣再煮一锺服。

**十一、太阴温病，血从上溢者，犀角地黄汤合银翘散主之。有中焦病者，以中焦法治之。若吐粉红血水者，死不治。血从上溢，脉七八至以上，面反黑者，死不治。可用清络育阴法。**

血从上溢，温邪逼迫血液上走清道，循清窍而出，故以银翘散败温毒，以犀角地黄清血分之伏热，而救水即所以救金也。至粉红水非血非液，实血与液交迫而出，有燎原之势，化源速绝。血从上溢，而脉至七八至，面反黑，火极而似水，反兼胜己之化也，亦燎原之势莫制，下焦津液亏极，不能上济君火，君火反与温热之邪合德，肺金其何以堪，故皆主死。化源绝，乃温病第一死法也。仲子曰：敢问死？孔子曰：未知生，焉知死？瑭以为医者不知死，焉能救生？细按温病死状百端，大纲不越五条。在上焦有二，一曰肺之化源绝者死，二曰心神内闭，内闭外脱者死。在中焦亦有二，一曰阳明太实，土克水者死，二曰脾郁发黄，黄极则诸窍为闭，秽浊塞窍者死。在下焦，则无非热邪深入，销铄津液，涸尽而死也（危矣哉，亦微矣哉）。

**犀角地黄汤方** 见下焦篇

**银翘散** 方见前

已用过表药者，去豆豉、芥穗、薄荷。

**十二、太阴温病，口渴甚者，雪梨浆沃之。吐白沫粘滞不快者，五汁饮沃之。**

此皆甘寒救液法也。

**雪梨浆方** 甘冷法

以甜水梨大者一枚，薄切，新汲凉水内浸半日，时时频饮。

**五汁饮方** 甘寒法

梨汁 荸荠汁 鲜苇根汁 麦冬汁 藕汁或用蔗浆

临时斟酌多少，和匀凉服。不甚喜凉者，重汤炖，温服。

**十三、太阴病，得之二三日，舌微黄，寸脉盛，心烦懊侬，起卧不安，欲呕不得呕，无中焦证，栀子豉汤主之。**

温病二三日，或已汗，或未汗，舌微黄，邪已不全在肺中矣。寸脉盛，心烦懊侬，起卧不安，欲呕不得，邪在上焦膈中也。在上者因而越之，故涌之以栀子，开之以香豉。

**栀子豉汤方** 酸苦法

栀子五枚，捣碎 香豆豉六钱

水四杯，先煮栀子数沸，后纳香豉，煮取二杯。先温服一杯，得吐，止后服。

**十四、太阴病，得之二三日，心烦不安，痰涎壅盛，胸中痞塞欲呕者，无中焦证，瓜蒂散主之。虚者，加参芦。**

此与上条有轻重之分，有有痰、无痰之别。重剂不可轻用，病重药轻，又不能了事。故上条止用栀子豉汤，快涌膈中之热。此以痰涎壅盛，必用瓜蒂散急吐之，恐邪入包宫而成痉厥也。瓜蒂、栀子之苦寒，合赤小豆之甘酸，所谓酸苦涌泄为阴，善吐热痰，亦在上者，因而越之方也。

**瓜蒂散方** 酸苦法

甜瓜蒂一钱 赤小豆二钱，研 山栀子二钱

水二杯，煎取一杯。先服半杯，得吐，止后服，不吐，再服。虚者，加人参芦一钱五分。

**十五、太阴温病，寸脉大，舌绛而干，法当渴，今反不渴者，热在营中也，清营汤去黄连主之。**

渴乃温之本病，今反不渴，滋人疑惑，而舌绛且干，两寸脉大，的系温病。盖邪热入营蒸腾，营气上升，故不渴，不可疑不渴非温病也，故以清营汤清营分之热。去黄连者，不欲其深入也。

**清营汤**　见暑温门中

**十六、太阴温病，不可发汗，发汗而汗不出者，必发斑疹，汗出过多者，必神昏谵语。发斑者，化斑汤主之。发疹者，银翘散去豆豉，加细生地、丹皮、大青叶，倍元参主之。禁升麻、柴胡、当归、防风、羌活、白芷、葛根、三春柳**（此等处皆深得仲景意，而人不解此久矣）。**神昏谵语者，清宫汤主之，牛黄丸、紫雪丹、局方至宝丹亦主之。**

温病忌汗者，病由口鼻而入，邪不在足太阳之表，故不得伤太阳经也（著眼），时医不知而误发之。若其人热甚血燥，不能蒸汗，温邪郁于肌表血分，故必发斑疹也。若其人表疏，一发而汗出不止，汗为心液，误汗亡阳，心阳伤而神明乱，中无所主，故神昏。心液伤而心血虚，心以阴为体，心阴不能济阳，则心阳独亢，心主言，故谵语不休也。且手经逆传，世罕知之，手太阴病不解，本有必传手厥阴心包之理，况又伤其气血乎！

**化斑汤方**

石膏一两　知母四钱　生甘草三钱　元参三钱　犀角二钱　白粳米一合

水八杯，煮取三杯，日三服，渣再煮一锺，夜一服。

方论：此热淫于内，治以咸寒，佐以苦甘法也。前人悉用白虎汤作化斑汤者，以其为阳明证也。阳明主肌肉，斑家徧体皆赤，自内而外，故以石膏清肺胃之热，知母清金保肺，而治阳明独胜之热，甘草清热解毒和中，粳米清胃热而保胃液，白粳米阳明燥金之岁谷也。本论独加元参、犀角者，以斑色正赤，木火太过，其变最速，但用白虎燥金之品，清肃上焦，恐不胜任，故加元参启肾经之气，上交于肺，庶水天一气，上下循环，不致泉源暴绝也（微妙可思）。犀角咸寒，禀水木火相生之气，为灵异之兽，具阳刚之体，主治百毒虫疰，邪鬼瘴气，取其咸寒，救肾水以济心火，托斑外出，而又败毒辟瘟也。再病至发斑，不独在气分矣（著眼），故加二味凉血之品。

**银翘散去豆豉加细生地丹皮大青叶倍元参方**

即于前银翘散内去豆豉，加

细生地四钱　大青叶三钱　丹皮三钱　元参加至一两

方论：银翘散义见前。加四物，取其清血热。去豆豉，畏其温也。

按吴又可有托里举斑汤，不言疹者，混斑疹为一气也。考温病中发疹者，十之七八，发斑者十之二三。盖斑乃纯赤，或大片，为肌肉之病，故主以化斑汤，专治肌肉。疹系红点高起，麻、瘄、沙皆一类，系血络中病，故主以芳香透络，辛凉解肌，甘寒清血也。其托里举斑汤方中用归、升、柴、芷、川[①]山甲，皆温燥之品，岂不畏其灼津液乎？且前人有痘宜温，疹宜凉之论，实属确见，况温疹更甚于小儿之风热疹乎！其用升、柴，取其升发之义，不知温病多见于春夏发生之候，天地之气，有升无降，岂用再以升药升之乎？且经谓冬藏精者，春不病温，是温病之人，下焦精气久已不固，安庸再升其少阳之气，使下竭上厥乎？经谓无实实，无虚虚，必先岁气，无伐天和，可不知耶？后人皆尤而效之，实不读经文之过也。

再按：时人发温热之表，二三日汗不出者，即云斑疹蔽伏，不惟用升、柴、羌、葛，且重以山川柳发之，不知山川柳一岁三

①川：医学大成本作“穿”。

花，故得三春之名，俗传音三春为山川，此柳古称柽木，《诗》所谓其柽其椐者是也。其性大辛大温，生发最速，横枝极细，善能入络，专发虚寒白疹，若温热气血沸腾之赤疹，岂非见之如雠仇乎？夫善治温病者，原可不必出疹，即有邪郁二三日或三五日，既不得汗，有不得不疹之势，亦可重者化轻，轻者化无。若一派辛温刚燥，气受其灾而移热于血，岂非自造斑疹乎？再时医每于疹已发出，便称放心，不知邪热炽甚之时，正当谨慎，一有疏忽，为害不浅。再疹不忌泻，若里结须微通之，不可令大泄，致内虚下陷，法在中焦篇。

汪按：三春柳，一名西河柳，又名观音柳，《图经》、《别录》未载。自缪希雍《广笔记》盛推其治疹之功，而用者遂多。不知寒疹须发，温疹不须发，可用辛凉，不可用辛温也，木棉纱之类同此。疹以泻为顺，忌升提，忌补涩，亦不宜下，以犯中下二焦。其疹痢者，当苦寒坚阴，治属中下。

**清宫汤方**

元参心三钱　莲子心五分　竹叶卷心二钱　连翘心二钱　犀角尖二钱，磨，冲　连心麦冬三钱

加减法：热痰盛，加竹沥、梨汁各五匙。咯痰不清，加栝蒌皮一钱五分。热毒盛，加金汁、人中黄。渐欲神昏，加银花三钱、荷叶二钱、石菖蒲一钱。

方论：此咸寒甘苦法，清膻中之方也。谓之清宫者，以膻中为心之宫城也。俱用心者，凡心有生生不已之意，心能入心，即以清秽浊之品，便补心中生生不已之生气，救性命于微芒也。火能令人昏，水能令人清，神昏谵语，水不足而火有余，又有秽浊也。且离以坎为体，元参味苦属水，补离中之虚，犀角灵异味咸，辟秽解毒，所谓灵犀一点通，善通心气，色黑补水，亦能补离中之虚，故以二物为君（体会入微）。莲心甘苦咸，倒生根，由心走肾，能使心火下通于肾，又回环上升，能使肾水上潮于心，

故以为使。连翘象心，心能退心热，竹叶心锐而中空，能通窍清火，故以为佐。麦冬之所以用心者，《本经》称其主心腹结气，伤中伤饱，胃脉络绝，试问去心焉能散结气，补伤中，通伤饱，续胃脉络绝哉？盖麦冬禀少阴癸水之气，一本横生，根颗连络，有十二枚者，有十四五枚者，所以然之故，手足三阳三阴之络，共有十二，加任之尾翳，督之长强，共十四，又加脾之大络，共十五，此物性合人身自然之妙也。惟圣人能体物象，察物情，用麦冬以通续络脉，命名与天冬并称门冬者，冬主闭藏，门主开转，谓其有开合之功能也。其妙处全在一心之用，从古并未有去心之明文，张隐菴谓不知始自何人，相沿已久而不可改。瑭遍考始知自陶宏景始也，盖陶氏惑于诸心入心，能令人烦之一语，不知麦冬无毒，载在上品，久服身轻，安能令人烦哉？如参、术、芪、草，以及诸仁诸子，莫不有心，亦皆能令人烦而悉去之哉？陶氏之去麦冬心，智者千虑之失也。此方独取其心，以散心中秽浊之结气，故以之为臣。

**安宫牛黄丸方**

牛黄一两　郁金一两　犀角一两　黄连一两　硃砂一两　梅片二钱五分　射[①]香二钱五分　真珠五钱　山栀一两　雄黄一两　金箔衣、黄芩一两

右为极细末，炼老蜜为丸，每丸一钱，金箔为衣，蜡护。脉虚者人参汤下，脉实者银花薄荷汤下，每服一丸。兼治飞尸卒厥，五痫中恶，大人小儿痉厥之因于热者。大人病重体实者，日再服，甚至日三服。小儿服半丸，不知，再服半丸。

方论：此芳香化秽浊而利诸窍，咸寒保肾水而安心体，苦寒通火腑而泻心用之方也（体用字著眼）。牛黄得日月之精，通心主之神。犀角主治百毒、邪鬼瘴气。真珠得太阴之精而通神明，合犀

①射：医学大成本作“麝”。

角补水救火。郁金草之香，梅片木之香，按冰片，洋外老杉木浸成，近世以樟脑打成伪之。樟脑发水中之火，为害甚大，断不可用。雄黄石之香，射香乃精血之香，合四香以为用，使闭锢之邪热温毒深在厥阴之分者，一齐从内透出，而邪秽自消，神明可复也。黄连泻心火，栀子泻心与三焦之火，黄芩泻胆、肺之火，使邪火随诸香一齐俱散也。硃砂补心体，泻心用，合金箔坠痰而镇固，再合真珠、犀角为督战之主帅也。

**紫雪丹方** 从《本事方》去黄金

滑石一斤　石膏一斤　寒水石一斤　磁石水煮，二斤，捣，煎，去渣入后药

羚羊角五两　木香五两　犀角五两　沉香五两　丁香一两　升麻一斤　元参一斤　炙甘草半斤

以上八味，并捣剉，入前药汁中煎，去渣入后药。

朴硝、硝石

各二斤，提净，入前药汁中，微火煎，不住手将柳木搅，候汁欲凝，再加入后二味。

辰砂三两，研细　麝香一两二钱，研细，入煎药拌匀

合成，退火气，冷水调服一二钱。

方论：诸石利水火而通下窍，磁石、元参补肝肾之阴而上济君火，犀角、羚羊泻心、胆之火，甘草和诸药而败毒，且缓肝急。诸药皆降，独用一味升麻，盖欲降先升也。诸香化秽浊，或开上窍，或开下窍，使神明不致坐困于浊邪而终不克复其明也。丹砂色赤，补心而通心火，内含汞而补心体，为坐镇之用。诸药用气，硝独用质者，以其水卤结成，性峻而易消，泻火而散结也。

**局方至宝丹方**

犀角一两，镑　朱砂一两，飞　琥珀一两，研　玳冒一两，镑　牛黄五钱　麝香五钱

以安息重汤炖化，和诸药为丸一百丸，蜡护。

方论：此方会萃各种灵异，皆能补心体，通心用，除邪秽，解热结，共成拨乱反正之功。大抵安宫牛黄丸最凉，紫雪次之，至宝又次之，主治略同，而各有所长，临用对证斟酌可也。

**十七、邪入心包，舌蹇肢厥，牛黄丸主之，紫雪丹亦主之。**

厥者，尽也，阴阳极造其偏，皆能致厥。伤寒之厥，足厥阴病也。温热之厥，手厥阴病也（著眼）。舌卷囊缩，虽同系厥阴现证，要之舌属手，囊属足也。盖舌为心窍，包络代心用事，肾囊前后，皆肝经所过，断不可以阴阳二厥，混而为一。若陶节菴所云冷过肘膝，便为阴寒，恣用大热。再热厥之中，亦有三等，有邪在络居多，而阳明证少者，则从芳香，本条所云是也。有邪搏阳明，阳明太实，上冲心包，神迷肢厥，甚至通体皆厥，当从下法，本论载入中焦篇。有日久邪杀阴亏而厥者，则从育阴潜阳法，本论载入下焦篇。

**牛黄丸、紫雪丹方**　并见前

**十八、温毒咽痛喉肿，耳前耳后肿，颊肿，面正赤，或喉不痛，但外肿，甚则耳聋，俗名大头温，虾蟆温者，普济消毒饮去柴胡、升麻主之。初起一二日，再去芩、连，三四日加之佳。**

温毒者，秽浊也。凡地气之秽，未有不因少阳之气，而自能上升者，春夏地气发泄，故多有是证。秋冬地气，间有不藏之时，亦或有是证。人身之少阴素虚，不能上济少阳，少阳升腾莫制，亦多成是证。小儿纯阳火多，阴未充长，亦多有是证。咽痛者，经谓一阴一阳结，谓之喉痺。盖少阴、少阳之脉，皆循喉咙，少阴主君火，少阳主相火，相济为灾也。耳前耳后颊前肿者，皆少阳经脉所过之地，颊车不独为阳明经穴也。面赤者，火色也，甚则耳聋者，两少阳之脉皆入耳中，火有余则清窍闭也。治法总不能出李东垣普济消毒饮之外，其方之妙，妙在以凉膈散为主，而加化清气之马勃、僵蚕、银花，得轻可去实之妙。再加元参、牛蒡、板蓝根，败毒而利肺气，补肾水以上济邪火。去柴胡、升麻者，以升腾飞越太过之病，不当再用升也。说者谓其引经，亦甚愚矣。凡药不能直至本经者，方用引经药作引，此方皆系轻药，总走上焦，开天气，肃肺气，岂须用升、柴直升经气耶？去黄芩、黄连者，芩、连里药也，病初起，未至中焦，不得先用里药，故犯中焦也。

**普济消毒饮去升麻柴胡黄芩黄连方**

连翘一两　薄荷三钱　马勃四钱　牛蒡子六钱　芥穗三钱　僵蚕五钱　元参一两　银花一两　板蓝根五钱　苦梗一两　甘草五钱

右共为粗末，每服六钱，重者八钱，鲜苇根汤煎，去渣服，约二时一服，重者一时许一服。

**十九、温毒外肿，水仙膏主之，并主一切痈疮**（此治温毒第一捷径法门也）。

按水仙花得金水之精，隆冬开花，味苦微辛，寒滑无毒，苦能降火败毒，辛能散邪热之结，寒能胜热，滑能利痰，其妙用全在汁之胶粘，能拔毒外出，使毒邪不致深入脏腑伤人也。

**水仙膏方**

水仙花根，不拘多少，剥去老赤皮与根须，入石臼捣如膏，敷肿处，中留一孔出热气，干则易之，以肌肤上生黍米大小黄疮为度。

**二十、温毒敷水仙膏后，皮间有小黄疮如黍米者，不可再敷水仙膏，过敷则痛甚而烂，三黄二香散主之。**

三黄取其峻泻诸火而不烂皮肤，二香透络中余热而定痛。

**三黄二香散方**　苦辛芳香法

黄连一两　黄柏一两　生大黄一两　乳香五钱　没药五钱

右为极细末，初用细茶汁调敷，干则易之，继则用香油调敷。

**二一、温毒神昏谵语者，先与安宫牛黄丸、紫雪丹之属，继**

**以清宫汤。**

**安宫牛黄丸、紫雪丹、清宫汤** 方法并见前

## 暑温

**二二、形似伤寒，但右脉洪大而数，左脉反小于右，口甚渴，面赤，汗大出者，名曰暑温，在手太阴，白虎汤主之。脉芤甚者，白虎加人参汤主之。**

此标暑温之大纲也。按温者，热之渐。热者，温之极也。温盛为热，木生火也。热极湿动，火生土也。上热下湿，人居其中而暑成矣。若纯热不兼湿者，仍归前条温热例，不得混入暑也（著眼）。形似伤寒者，谓头痛身痛、发热恶寒也。水火极不同性，各造其偏之极，反相同也。故经谓水极而似火也，火极而似水也。伤寒伤于水气之寒，故先恶寒而后发热，寒郁人身卫阳之气而为热也，故仲景《伤寒论》中，有已发热或未发之文。若伤暑则先发热，热极而后恶寒，盖火盛必克金，肺性本寒，而复恶寒也。然则伤暑之发热恶寒，虽与伤寒相似，其所以然之故，实不同也。学者诚能究心于此，思过半矣。脉洪大而数，甚则芤，对伤寒之脉浮紧而言也。独见于右手者，对伤寒之左脉大而言也，右手主上焦气分，且火克金也。暑从上而下，不比伤寒从下而上，左手主下焦血分也，故伤暑之左脉，反小于右。口渴甚，面赤者，对伤寒太阳证面不赤、口不渴而言也。火烁津液，故口渴，火甚未有不烦者。面赤者，烦也，烦字从火从①页，谓火现于面也。汗大出者，对伤寒汗不出而言也②。首白虎例者，盖白

---

①从：原作“后”，据上下文及叶氏重镌本、医学大成本改。

②此句后医学大成本、1972 年人卫本有眉批朱评“伤寒伤暑，或症或脉，此篇辨之详矣。学者亦宜留意，无致临症他岐”。

虎乃秋金之气，所以退烦暑，白虎为暑温之正例也，其源出自《金匮》，守先圣之成法也（不知守先圣成法者，不可与读此书）。

**白虎汤、白虎加人参汤方**　并见前

**二三、《金匮》谓太阳中暍，发热恶寒，身重而疼痛，其脉弦细芤迟，小便已，洒然毛耸，手足逆冷，小有劳身即热，口开前板齿燥。若发其汗，则恶寒甚，加温针，则发热甚，数下，则淋甚，可与东垣清暑益气汤。**

张石顽注：谓太阳中暍，发热恶寒，身重而疼痛，此因暑而伤风露之邪，手太阳标证也。手太阳小肠属火，上应心包，二经皆能制金烁肺，肺受火刑，所以发热恶寒似足太阳证。其脉或见弦细，或见芤迟，小便已，洒然毛耸，此热伤肺胃之气，阳明本证也。愚按：小便已，洒然毛耸，似乎非阳明证，乃足太阳膀胱证也。盖膀胱主水，火邪太甚而制金，则寒水来为金母复仇也，所谓五行之极，反兼胜己之化。发汗则恶寒甚者，气虚重夺当作伤其津当作阳也。温针则发热甚者，重伤经中之液，转助时火，肆虐于外也。数下之则淋甚者，劫其在里之阴，热势乘机内陷也。此段经文，本无方治，东垣特立清暑益气汤，足补仲景之未逮。愚按：此言太过。仲景当日必有不可立方之故，或曾立方而后世脱简，皆未可知，岂东垣能立而仲景反不能立乎？但细按此证，恰可与清暑益气汤，曰可者，仅可而有所未尽之词，尚望遇是证者，临时斟酌尽善。至沈目南《金匮要略注》，谓当用辛凉甘寒，实于此证不合。盖身重疼痛，证兼寒湿也。即目南自注谓发热恶寒，身重疼痛，其脉弦细芤迟，内暑而兼阴湿之变也。岂有阴湿而用甘寒，柔以济柔之理？既曰阴湿，岂辛凉所能胜任，不待辩而自明。

**清暑益气汤方**　辛甘化阳，酸甘化阴复法

黄耆一钱　黄柏一钱　麦冬二钱　青皮一钱　白术一钱五分　升麻三分　当归七分　炙草一钱　神曲一钱　人参一钱　泽泻一钱　五味子八分　陈皮一钱　苍术一钱五分　葛根三分　生姜二片　大枣二枚

水五杯，煮取二杯，渣再煮一杯，分温三服。虚者得宜，实者禁用，汗不出而但热者禁用。

**二四、手太阴暑温，如上条证，但汗不出者，新加香薷饮主之。**

证如上条，指形似伤寒，右脉洪大，左手反小，面赤口渴而言，但以汗不能自出、表实为异，故用香薷饮发暑邪之表也。按香薷辛温芳香，能由肺之经而达其络。鲜扁豆花，凡花皆散，取其芳香而散，且保肺液，以花易豆者，恶其呆滞也。夏日所生之物，多能解暑，惟扁豆花为最，如无花时，用鲜扁豆皮，若再无此，用生扁豆皮。厚朴苦温，能泻实满，厚朴皮也，虽走中焦，究竟肺主皮毛，以皮从皮，不为治上犯中。若黄连石草，纯然里药，暑病初起，且不必用，恐引邪深入，故易以连翘、银花，取其辛凉达肺经之表，纯从外走，不必走中也。

温病最忌辛温，暑证不忌者，以暑必兼湿，湿为阴邪，非温不解（分别极明晰）。故此方香薷、厚朴用辛温，而余则佐以辛凉云，下文湿温论中，不惟不忌辛温，且用辛热也。

**新加香薷饮方**　辛温复辛凉法

香薷二钱　银花三钱　鲜扁豆花三钱　厚朴二钱　连翘二钱

水五杯，煮取二杯。先服一杯，得汗止后服，不汗再服，服尽不汗，再作服。

**二五、手太阴暑温，服香薷饮，微得汗，不可再服香薷饮重伤其表，暑必伤气，最令表虚，虽有余证，知在何经，以法治之。**

按伤寒非汗不解，最喜发汗，伤风亦非汗不解，最忌发汗，只宜解肌，此麻桂之异其治，即异其法也（如庖丁解牛，奏刀砉然）。温病亦喜汗解，最忌发汗，只许辛凉解肌，辛温又不可用，妙在导邪外出，俾营卫气血调和，自然得汗，不必强责其汗也。若暑温、湿温，则又不然，暑非汗不解，可用香薷发之。发汗之后，大汗不止，仍归白虎法，固不比伤寒、伤风之漏汗不止，而必欲桂附护阳实表，亦不可屡虚其表，致令厥脱也。观古人暑门有生脉散法，其义自见。

**二六、手太阴暑温，或已经发汗，或未发汗，而汗不止，烦渴而喘，脉洪大有力者，白虎汤主之。脉洪大而芤者，白虎加人参汤主之。身重者，湿也，白虎加苍术汤主之。汗多脉散大，喘喝欲脱者，生脉散主之。**

此条与上文少异者，只已经发汗一句。

**白虎加苍术汤方**

即于白虎汤内加苍术三钱。

汗多而脉散大，其为阳气发泄太甚，内虚不司留恋可知。生脉散酸甘化阴，守阴所以留阳，阳留，汗自止也。以人参为君，所以补肺中元气也。

**生脉散方**　酸甘化阴法

人参三钱　麦冬二钱，不去心　五味子一钱

水三杯，煎取八分二杯。分二次服，渣再煎服。脉不敛，再作服，以脉敛为度。

**二七、手太阴暑温，发汗后暑证悉减，但头微胀，目不了了，余邪不解者，清络饮主之。邪不解而入中下焦者，以中下法治之。**

既曰余邪，不可用重剂明矣，只以芳香轻药清肺络中余邪足矣。倘病深而入中下焦，又不可以浅药治深病也。

**清络饮方**　辛凉芳香法

鲜荷叶边二钱　鲜银花二钱　西瓜翠衣二钱　鲜扁豆花一枝　丝瓜皮二钱　鲜竹叶心二钱

水二杯，煮取一杯，日二服。凡暑伤肺经气分之轻证，皆可用之。

**二八、手太阴暑温，但咳无痰，咳声清高者，清络饮加甘草**

**桔梗甜杏仁麦冬知母主之。**

咳而无痰，不嗽可知，咳声清高，金音清亮，久咳则哑，偏于火而不兼湿也。即用清络饮，清肺络中无形之热。加甘、桔开提，甜杏仁利肺而不伤气，麦冬、知母，保肺阴而制火也。

**清络饮加甘桔甜杏仁麦冬①汤方**

即于清络饮内加甘草一钱，桔梗二钱，甜杏仁二钱，麦冬三钱。

**二九、两太阴暑温，咳而且嗽，咳声重浊，痰多不甚渴，渴不多饮者，小半夏加茯苓汤再加厚朴杏仁主之。**

既咳且嗽，痰涎复多，咳声重浊，重浊者土音也，其兼足太阴湿土可知。不甚渴，渴不多饮，则其中之有水可知，此暑温而兼水饮者也，故以小半夏加茯苓汤，蠲饮和中。再加厚朴、杏仁利肺泻湿，预夺其喘满之路。水用甘澜，取其走而不守也。

此条应入湿温，却列于此处者，以与上条为对待之文，可以互证也。

**小半夏加茯苓汤再加厚朴杏仁方** 辛温淡法

半夏八钱 茯苓块六钱 厚朴三钱 生姜五钱 杏仁三钱

甘澜水八杯，煮取三杯，温服，日三。

**三十、脉虚夜寐不安，烦渴舌赤，时有谵语，目常开不闭，或喜闭不开，暑入手厥阴也。手厥阴暑温，清营汤主之，舌白滑者，不可与也。**

夜寐不安，心神虚而阳不得入于阴也。烦渴舌赤，心用恣而心体亏也。时有谵语，神明欲乱也。目常开不闭，目为火户，火性急，常欲开以泄其其②火，且阳不下交于阴也。或喜闭不开者，阴为亢阳所损，阴损则恶见阳光也。故以清营汤急清营中之

①据上文，此处疑脱“知母”二字。

②其：医学大成本无此字，疑衍。

热，而保离中之虚也。若舌白滑，不惟热重，湿亦重矣，湿重忌柔润药，当于湿温例中求之，故曰不可与清营汤也。

**清营汤方** 咸寒苦甘法

犀角三钱　生地五钱　元参三钱　竹叶心一钱　麦冬三钱　丹参二钱　黄连一钱五分　银花三钱　连翘二钱，连心用

水八杯，煮取三杯，日三服。

**三一、手厥阴暑温，身热不恶寒，精神不了了，时时谵语者，安宫牛黄丸主之，紫雪丹亦主之。**

身热不恶寒，已无手太阴证。神气欲昏，而又时时谵语，不比上条时有谵语，谨防内闭，故以芳香开窍、苦寒清热为急。

**安宫牛黄丸、紫雪丹** 方义并见前

**三二、暑温寒热，舌白不渴，吐血者，名曰暑瘵，为难治，清络饮加杏仁薏仁滑石汤主之。**

寒热，热伤于表也。舌白不渴，湿伤于里也，皆在气分。而又吐血，是表里气血俱病，岂非暑瘵重证乎？此证纯清则碍虚，纯补则碍邪，故以清络饮清血络中之热，而不犯手。加杏仁利气，气为血帅故也。薏仁、滑石利在里之湿，冀邪退气宁，而血可止也。

**清络饮加杏仁薏仁滑石汤方**

即于清络饮内加杏仁二钱，滑石末三钱，薏仁三钱，服法如前。

**三三、小儿暑温，身热，卒然痉厥，名曰暑痫，清营汤主之，亦可少与紫雪丹。**

小儿之阴，更虚于大人，况暑月乎！一得暑温，不移时有过卫入营者，盖小儿之脏腑薄也（脏腑薄则传变速也）。血络受火邪逼迫，火极而内风生，俗名急惊，混与发散消导，死不旋踵。惟以清营汤清营分之热而保津液，使液充阳和，自然汗出而解，断断不可发汗也（上紧关头，故丁宁重申）。可少与紫雪者，清包络之热而

开内窍也。

**三四、大人暑痫，亦同上法。热初入营，肝风内动，手足瘛疭，可于清营汤中加钩藤丹皮羚羊角。**

**清营汤、紫雪丹** 方法并见前

## 伏 暑[①]

**三五、暑兼湿热，偏于暑之热者为暑温，多手太阴证而宜清。偏于暑之湿者为湿温，多足太阴证而宜温。湿热平等者两解之，各宜分晓，不可混也。**

此承上起下之文。按暑温、湿温，古来方法最多精妙，不比前条温病毫无尺度，本论原可不必再议，特以《内经》有先夏至为病温，后夏至为病暑之明文，是暑与温，流虽异而源则同，不得言温而遗暑，言暑而遗湿。又以历代名家，悉有蒙混之弊。盖夏日三气杂感，本难条分缕析，惟叶氏心灵手巧，精思过人，案中治法，丝丝入扣，可谓汇众善以为长者，惜时人不能知其一二。然其法散见于案中，章程未定，浅学者读之，有望洋之叹，无怪乎后人之无阶而升也。故本论摭拾其大概，粗定规模，俾学者有路可寻，精妙甚多，不及备录，学者仍当参考名家，细绎叶案，而后可以深造。再按：张洁古云：静而得之为中暑，动而得之为中热，中暑者阴证，中热者阳证。呜呼！洁古笔下如是不了了，后人奉以为规矩准绳，此医道之所以难言也。试思中暑，竟无动而得之者乎？中热，竟无静而得之者乎？似难以动静二字分暑热。又云中暑者阴证，暑字从日，日岂阴物乎？暑中有火，火岂阴邪乎？暑中有阴耳，湿是也，非纯阴邪也。中热者阳证，斯

①叶氏重镌本、医学大成本、1972年人卫本后有"按暑温伏暑，名虽异而病实同，治法须前后互参，故中下焦篇不另立一门"字。

语诚然，要知热中亦兼秽浊，秽浊亦阴类也，是中热非纯无阴也。盖洁古所指之中暑，即本论后文之湿温也。其所指之中热，即本论前条之温热也。张景岳又细分阴暑、阳暑，所谓阴暑者，即暑之偏于湿，而成足太阴之里证也。阳暑者，即暑之偏于热，而成手太阴之表证也。学者非目无全牛，不能批隙中窾。宋元以来之名医，多自以为是，而不求之自然之法象，无怪乎道之常不明，而时人之随手杀人也，可胜慨哉！

汪按[①]：偏湿偏热，伤手伤足，挈领提纲，可谓不易之论，学者从此认清，自不患动手便错矣。又按洁古所谓动者，指奔走劳役之人，触冒天地之热气而病者也。所谓静者，指富贵安逸之人，纳凉于高堂大厦，以避热而中湿者也。然动者亦有时中湿，静者亦有时中热，未可拘执。静者一种内，又有乘凉饮冷，无湿气而但中寒气，应用桂枝、大顺，甚则理中、四逆者，此即夏月伤寒，当一一条分缕晰也。至景岳于六气治法，全未入门，无足置论。

**三六、长夏受暑，过夏而发者，名曰伏暑。霜未降而发者少轻，霜既降而发者则重，冬日发者尤重，子午丑未之年为多也。**

长夏盛暑，气壮者不受也。稍弱者但头晕片刻，或半日而已，次则即病。其不即病而内舍于骨髓，外舍于分肉之间者，气虚者也。盖气虚不能传送暑邪外出，必待秋凉金气相搏而后出也。金气本所以退烦暑，金欲退之，而暑无所藏，故伏暑病发也。其有气虚甚者，虽金风亦不能击之使出，必待深秋大凉，初冬微寒，相逼而出，故为尤重也。子午丑未之年为独多者，子午君火司天，暑本于火也。丑未湿土司天，暑得湿则留也。

**三七、头痛微恶寒，面赤烦渴，舌白，脉濡而数者，虽在冬月，犹为太阴伏暑也。**

---

①按：医学大成本作“论”。

头痛恶寒，与伤寒无异，面赤烦渴，则非伤寒矣，然犹似伤寒阳明证，若脉濡而数，则断断非伤寒矣（分明）。盖寒脉紧，风脉缓，暑脉弱，濡则弱之象，弱即濡之体也（此作者金针度人处）。濡即离中虚，火之象也。紧即坎中满，水之象也。火之性热，水之性寒，象各不同，性则迥异，何世人悉以伏暑作伤寒治，而用足六经羌、葛、柴、芩，每每杀人哉！象各不同，性则迥异，故曰虽在冬月，定其非伤寒而为伏暑也。冬月犹为伏暑，秋日可知。伏暑之与伤寒，犹男女之别，一则外实中虚，一则外虚中实，岂可混哉！

**三八、太阴伏暑，舌白口渴，无汗者，银翘散去牛旁元参[①]加杏仁滑石主之。**

此邪在气分而表实之证也。

**三九、太阴伏暑，舌赤口渴，无汗者，银翘散加生地丹皮赤芍麦冬主之。**

此邪在血分而表实之证也。

**四十、太阴伏暑，舌白口渴，有汗，或大汗不止者，银翘散去牛旁子元参芥穗，加杏仁石膏黄芩主之。脉洪大，渴甚汗多者，仍用白虎法。脉虚大而芤者，仍用人参白虎法。**

此邪在气分而表虚之证也。

**四一、太阴伏暑，舌赤口渴汗多，加减生脉散主之。**

此邪在血分而表虚之证也。

**银翘散去牛旁子元参加杏仁滑石方**

即于银翘散内去牛旁子、元参，加杏仁六钱，飞滑石一两，服如银翘散法。胸闷加郁金四钱，香豉四钱。呕而痰多，加半夏六钱，茯苓六钱。小便短加薏仁八钱，白通草四钱。

**银翘散加生地丹皮赤芍麦冬方**

---

①此三八及四十、四一条中谓银翘散去元参，考银翘散方中并无元参，疑误。

即于银翘散内加生地六钱，丹皮四钱，赤芍四钱，麦冬六钱，服法如前。

**银翘散去牛旁子元参芥穗加杏仁石膏黄芩方**

即于银翘散内去牛旁子、元参、芥穗，加杏仁六钱，生石膏一两，黄芩五钱，服法如前。

**白虎法、白虎加人参法** 俱见前

**加减生脉散方** 酸甘化阴法

沙参三钱　麦冬三钱　五味子一钱　丹皮二钱　细生地三钱

水五杯，煮二杯，分温再服。

**四二、伏暑、暑温、湿温，证本一源，前后互参，不可偏执。**

## 湿　温[①]

**四三、头痛恶寒，身重疼痛，舌白不渴，脉弦细而濡，面色淡黄，胸闷不饥，午后身热，状若阴虚，病难速已，名曰湿温。汗之则神昏耳聋，甚则目瞑不欲言，下之则洞泄，润之则病深不解。长夏深秋冬日同法，三仁汤主之。**

头痛恶寒，身重疼痛，有似伤寒，脉弦濡则非伤寒矣（分明）。舌白不渴，面色淡黄，则非伤暑之偏于火者矣。胸闷不饥，湿闭清阳道路也。午后身热，状若阴虚者，湿为阴邪，阴邪自旺于阴分，故与阴虚同一午后身热也（此条人多误认阴虚，当知此理）。湿为阴邪，自长夏而来，其来有渐，且其性氤氲粘腻，非若寒邪之一汗即解，温热之一凉即退，故难速已。世医不知其为湿温，见其头痛恶寒身重疼痛也，以为伤寒而汗之。汗伤心阳，湿随辛温发表之药蒸腾上逆，内蒙心窍则神昏，上蒙清窍则耳聋目瞑不

---

①湿温：叶氏重锓本、医学大成本、1972 年人卫本后有“寒湿”二字。

言。见其中满不饥，以为停滞而大下之，误下伤阴，而重抑脾阳之升，脾气转陷，湿邪乘势内渍①，故洞泄。见其午后身热，以为阴虚而用柔药润之，湿为胶滞阴邪，再加柔润阴药，二阴相合，同气相求，遂有锢结而不可解之势。惟以三仁汤轻开上焦肺气，盖肺主一身之气，气化则湿亦化也（至理，解此二语，则于湿温病思过半矣）。湿气弥漫，本无形质，以重浊滋味之药治之，愈治愈坏。伏暑、湿温，吾乡俗名秋呆子，悉以陶氏六书法治之，不知从何处学来，医者呆，反名病呆，不亦诬乎？再按：湿温较诸温病，势虽缓而实重，上焦最少，病势不甚显张，中焦病最多，详见中焦篇，以湿为阴邪故也，当于中焦求之。

**三仁汤方**

杏仁五钱　飞滑石六钱　白通草二钱　白蔻仁二钱　竹叶二钱　厚朴二钱　生薏仁六钱　半夏五钱

甘澜水八碗，煮取三碗，每服一碗，日三服。

**四四、湿温邪入心包，神昏肢逆，清宫汤去莲心麦冬，加银花赤小豆皮，煎送至宝丹，或紫雪丹亦可。**

湿温着于经络，多身痛身热之候，医者误以为伤寒而汗之，遂成是证。仲景谓湿家忌发汗，发汗则病痉。湿热相搏，循经入络，故以清宫汤清包中之热邪，加银花、赤豆以清湿中之热，而又能直入手厥阴也。至宝丹去秽浊，复神明，若无至宝，即以紫雪代之。

**清宫汤去莲心麦冬加银花赤小豆皮方**

犀角一钱　连翘心三钱　元参心二钱　竹叶心二钱　银花二钱　赤小豆皮三钱

**至宝丹、紫雪丹方**　并见前

**四五、湿温喉阻咽痛，银翘马勃散主之。**

---

①渍：医学大成本作“溃”。

肺主气，湿温者，肺气不化，郁极而一阴一阳谓心与胆也之火俱结也。盖金病不能平木，木反挟心火来刑肺金。喉即肺系，其闭在气分者即阻，闭在血分者即痛也，故以轻药开之。

**银翘马勃散方**　辛凉微苦法

连翘一两　牛蒡子六钱　银花五钱　射干三钱　马勃二钱

右杵为散，服如银翘散法。不痛但阻甚者，加滑石六钱，桔梗五钱，苇根五钱。

**四六、太阴湿温，气分痹郁而哕者**俗名为呃，**宣痹汤主之。**

上焦清阳膹郁，亦能致哕，治法故以轻宣肺痹为主（痹证治法，备载《金匮》，学者细详之。本论专详温病，不及备论，疟痢仿此）。

**宣痹汤**　苦辛通法

枇杷叶二钱　郁金一钱五分　射干一钱　白通草一钱　香豆豉一钱五分

水五杯，煮取二杯，分二次服。

**四七、太阴湿温喘促者，千金苇茎汤加杏仁滑石主之。**

《金匮》谓喘在上焦，其息促。太阴湿蒸为痰，喘息不宁，故以苇茎汤轻宣肺气，加杏仁、滑石利窍而逐热饮。若寒饮喘咳者，治属饮家，不在此例（著眼）。

**千金苇茎汤加滑石杏仁汤**　辛淡法

苇茎五钱　薏苡仁五钱　桃仁二钱　冬瓜仁二钱　滑石三钱　杏仁三钱

水八杯，煮取三杯，分三次服。

**四八、《金匮》谓太阳中暍，身热疼痛而脉微弱，此以夏月伤冷水，水行皮中所致也，一物瓜蒂汤主之。**

此热少湿多，阳郁致病之方法也。瓜蒂涌吐其邪，暑湿俱解，而清阳复辟矣。

**一物瓜蒂汤方**

瓜蒂二十个。

右捣碎，以逆流水八杯，煮取三杯，先服一杯，不吐再服，吐停后服。虚者加参芦三钱。

**四九、寒湿伤阳，形寒脉缓，舌淡或白滑，不渴，经络拘束，桂枝姜附汤主之。**

载寒湿，所以互证湿温也。按寒湿伤表阳、中经络之证，《金匮》论之甚详，兹不备录。独采叶案一条，以见湿寒、湿温不可混也。形寒脉缓，舌白不渴，而经络拘束，全系寒证，故以姜、附温中，白术燥湿，桂枝通行表阳也。

**桂枝姜附汤** 苦辛热法

桂枝六钱 干姜三钱 白术三钱，生 熟附子三钱

水五杯，煮取二杯，渣再煮一杯服。

## 温疟

**五十、骨节疼烦，时呕，其脉如平，但热不寒，名曰温疟，白虎加桂枝汤主之。**

阴气先伤，阳气独发，故但热不寒，令人消烁肌肉，与伏暑相似，亦温病之类也（是故入本论）。彼此实足以相混，故附于此，可以参观而并见。治以白虎加桂枝汤者，以白虎保肺清金，峻泻阳明独胜之热，使不消烁肌肉。单以桂枝一味，领邪外出，作向导之官，得热因热用之妙（谁人能言，谁人能解此言）。经云奇治之不治，则偶治之，偶治之不治，则求其属以衰之，是也，又谓之复方。

**白虎加桂枝汤方** 辛凉苦甘复辛温法

知母六钱 生石膏一两六钱 粳米一合 桂枝三钱 炙甘草二钱

水八碗，煮取三碗。先服一碗，得汗为度[①]，不知再服，知

①度：医学大成本、1972年人卫本作“知”。

后仍服一剂，中病即已。

**五一、但热不寒，或微寒多热，舌干口渴，此乃阴气先伤，阳气独发，名曰瘅疟，五汁饮主之。**

仲景于瘅疟条下，谓以饮食消息之，并未出方，调如是重病而不用药，特出饮食二字，重胃气可知。阳明于脏象为阳土，于气运为燥金，病系阴伤阳独，法当救阴何疑？重胃气，法当救胃阴何疑？制阳土燥金之偏胜，配孤阳之独亢，非甘寒柔润而何？此喻氏甘寒之论，其超卓无比伦也。叶氏宗之，后世学者，咸当宗之矣。

**五汁饮** 方见前

加减法：此甘寒救胃阴之方也。欲清表热，则加竹叶、连翘。欲泻阳明独胜之热，而保肺之化源，则加知母。欲救阴血，则加生地、元参。欲宣肺气，则加杏仁。欲行三焦开邪出路，则加滑石。

**五二、舌白渴饮，咳嗽频仍，寒从背起，伏暑所致，名曰肺疟，杏仁汤主之。**

肺疟，疟之至浅者。肺疟虽云易解，稍缓则深，最忌用治疟印板俗例之小柴胡汤（吃紧）。盖肺去少阳半表半里之界尚远，不得引邪深入也。故以杏仁汤轻宣肺气，无使邪聚则愈（仆尝以此方治人，一二剂辄效。阅此，心怦怦有动也）。

**杏仁汤方** 苦辛寒法

杏仁三钱　黄芩一钱五分　连翘一钱五分　滑石三钱　桑叶一钱五分　茯苓块三钱　白蔻皮八分　梨皮二钱

水三杯，煮取二杯，日再服。

**五三、热多昏狂，谵语烦渴，舌赤中黄，脉弱而数，名曰心疟，加减银翘散主之。兼秽，舌浊口气重者，安宫牛黄丸主之。**

心疟者，心不受邪，受邪则死，疟邪始受在肺，逆传心包络。其受之浅者，以加减银翘散清肺与膈中之热，领邪出卫。其受之重者，邪闭心包之窍，则有闭脱之危，故以牛黄丸清宫城而安君主也。

**加减银翘散方** 辛凉兼芳香法

连翘十分 银花八分 元参五分 麦冬五分，不去心 犀角五分 竹叶三分

共为粗末，每服五钱，煎成去渣，点荷叶汁二三茶匙，日三服。

**安宫牛黄丸方** 见前

## 秋 燥

**五四、秋感燥气，右脉数大，伤手太阴气分者，桑杏汤主之。**

前人有云：六气之中，惟燥不为病，似不尽然，盖以《内经》少秋感于燥一条，故有此议耳。如阳明司天之年，岂无燥金之病乎？大抵春秋二令，气候较夏冬之偏寒偏热为平和，其由于冬夏之伏气为病者多，其由于本气自病者少，其由于伏气而病者重，本气自病者轻耳。其由于本气自病之燥证，初起必在肺卫(著眼)，故以桑杏汤清气分之燥也。

**桑杏汤方** 辛凉法

桑叶一钱 杏仁一钱五分 沙参二钱 象贝一钱 香豉一钱 栀皮一钱 梨皮一钱

水二杯，煮取一杯，顿服之，重者再作服。轻药不得重用，重用必过病所，再一次煮成三杯，其二三次之气味必变，药之气味俱轻故也。

**五五、感燥而咳者，桑菊饮主之。**

亦救肺卫之轻剂也。

**桑菊饮方** 见前

**五六、燥伤肺胃阴分，或热或咳者，沙参麦冬汤主之。**

此条较上二条，则病深一层矣，故以甘寒救其津液。

**沙参麦冬汤方** 甘寒法

沙参三钱　玉竹二钱　生甘草一钱　冬桑叶一钱五分　麦冬三钱　生扁豆一钱五分　花粉一钱五分

水五杯，煮取二杯，日再服。久热久咳者，加地骨皮三钱。

**五七、燥气化火，清窍不利者，翘荷汤主之。**

清窍不利，如耳鸣目赤，龈胀咽痛之类。翘荷汤者，亦清上焦气分之燥热也。

**翘荷汤** 辛凉法

薄荷一钱五分　连翘一钱五分　生甘草一钱　黑栀皮一钱五分　桔梗二钱　绿豆皮二钱

水二杯，煮取一杯，顿服之。日服二剂，甚者日三。

加减法：耳鸣者加羚羊角、苦丁茶，目赤者加鲜菊叶、苦丁茶、夏枯草，咽痛者加牛蒡子、黄芩。

**五八、诸气膹郁，诸痿喘呕之因于燥者，喻氏清燥救肺汤主之。**

喻氏云：诸气膹郁之属于肺者，属于肺之燥也。而古今治气郁之方，用辛香行气，绝无一方治肺之燥者。诸痿喘呕之属于上者，亦属于肺之燥也。而古今治法，以痿呕属阳明，以喘属肺，是则呕与痿属之中下，而惟喘属之上矣。所以千百方中，亦无一方及于肺之燥也。即喘之属于肺者，非表即下，非行气即泻气，间有一二用润剂者，又不得其肯綮。总之《内经》六气，脱误秋伤于燥一气，指长夏之湿为秋之燥，后人不敢更端其说，置此一气于不理，即或明知理燥，而用药夹杂，如弋获飞虫，茫无定法示人也。今拟此方，命名清燥救肺汤，大约以胃气为主，胃土为肺金之母也。其天门冬虽能保肺，然味苦而气滞，恐反伤胃阻痰，故不用也。其知母能滋肾水清肺金，亦以苦而不用。至如苦寒降火正治之药，尤在所忌。盖肺金自至于燥，所存阴气不过一线耳，倘更以苦寒下其气，伤其胃，其人倘有生理乎？诚仿此增损以救肺燥，变生诸证，如沃焦救焚，不厌其频，庶克有济耳。

**清燥救肺汤方** 辛凉甘润法

石膏二钱五分 甘草一钱 霜桑叶三钱 人参七分 杏仁七分，泥 胡麻仁一钱，炒研 阿胶八分 麦冬二钱，不去心 枇杷叶六分，去净毛，炙

水一碗，煮六分，频频二三次温服。痰多加贝母、瓜蒌，血枯加生地黄，热甚加犀角、羚羊角，或加牛黄。

# 卷　二

# 中焦篇

汪瑟菴先生参订　吴瑭鞠通氏著
徵以园先生同参　受业姪嘉会校字
朱武曹先生点评　男　廷连同校

## 风温　温热　温疫　温毒　冬温

**一、面目俱赤，语声重浊，呼吸俱粗，大便闭，小便涩，舌苔老黄，甚则黑有芒刺，但恶热不恶寒，日晡益甚者，传至中焦，阳明温病也。脉浮洪燥①甚者，白虎汤主之。脉沉数有力，甚则脉体反小而实者，大承气汤主之。暑温、湿温、温疟不在此例。**

阳明之脉荣于面，《伤寒论》谓阳明病，面缘缘正赤，火盛必克金，故目白睛亦赤也。语声重浊，金受火刑而音不清也。呼吸俱粗，谓鼻息来去俱粗，其粗也平等，方是实证。若来粗去不粗，去粗来不粗，或竟不粗，则非阳明实证，当细辨之，粗则喘之渐也。大便闭，阳明实也。小便涩，火腑不通而阴气不化也。口燥渴，火烁津也。舌苔老黄，肺受胃浊，气不化津也。按《灵枢》论诸脏温病，独肺温病有舌苔之明文，余则无有。可见舌苔乃胃中浊气，熏蒸肺脏，肺气不化而然。甚则黑者，黑，水色也，火极而似水也，又水胜火，大凡五行之极盛，必兼胜己之形。芒刺，苔久不化，热极

①燥：叶氏重锓本、医学大成本作"燥"。

而起坚硬之刺也，倘刺软者，非实证也。不恶寒但恶热者，传至中焦，已无肺证。阳明者，两阳合明也，温邪之热与阳明之热相搏，故但恶热也。或用白虎，或用承气者，证同而脉异也。浮洪燥[①]甚，邪气近表，脉浮者不可下。凡逐邪者，随其所在，就近而逐之，脉浮则出表为顺，故以白虎之金飙以退烦热。若沉小有力，病纯在里，则非下夺不可矣，故主以大承气。按吴又可《温疫论》中云：舌苔边白，但见中微黄者，即加大黄，甚不可从。虽云伤寒重在误下，温病重在误汗，即误下不似伤寒之逆之甚，究竟承气非可轻尝之品，故云舌苔老黄，甚则黑有芒刺，脉体沉实，的系燥结痞满，方可用之。

或问：子言温病以手经主治，力辟用足经药之非，今亦云阳明证者何？阳明特非足经乎？曰：阳明如市，胃为十二经之海，土者万物之所归也，诸病未有不过此者。前人云伤寒传足不传手，误也，一人不能分为两截。总之伤寒由毛窍而谿，谿，肉之分理之小者；由谿而谷，谷，肉之分理之大者；由谷而孙络，孙络，络之至细者；由孙络而大络，由大络而经，此经即太阳经也，始太阳，终厥阴。伤寒以足经为主，未始不关手经也（通论）。温病由口鼻而入，鼻气通于肺，口气通于胃，肺病逆传则为心包，上焦病不治，则传中焦胃与脾也。中焦病不治，即传下焦肝与肾也。始上焦，终下焦，温病以手经为主，未始不关足经也。但初受之时，断不可以辛温发其阳耳（一了百了）。盖伤寒伤人身之阳，故喜辛温甘温苦热，以救其阳。温病伤人身之阴，故喜辛凉甘寒甘咸，以救其阴（著眼）。彼此对勘，自可了然于心目中矣。

**白虎汤** 方见上焦篇

**大承气汤方**

---

①同前。

大黄六钱　芒硝三钱　厚朴三钱　枳实三钱

水八杯，先煮枳、朴，后纳大黄、芒硝，煮取三杯。先服一杯，约二时许，得利止后服。不知，再服一杯。再不知，再服。

方论：此苦辛通降，咸以入阴法。承气者，承胃气也。盖胃之为腑，体阳而用阴，若在无病时，本系自然下降，今为邪气蟠踞于中，阻其下降之气，胃虽自欲下降而不能，非药力助之不可，故承气汤通胃结，救胃阴，仍系承胃腑本来下降之气（的解），非有一毫私智穿凿于其间也，故汤名承气。学者若真能透彻此义，则施用承气，自无弊窦。大黄荡涤热结，芒硝入阴软坚，枳实开幽门之不通，厚朴泻中宫之实满。厚朴分量不似《伤寒论》中重用者，治温与治寒不同，畏其燥也。曰大承气者，合四药而观之，可谓无坚不破，无微不入，故曰大也。非真正实热蔽痼，气血俱结者，不可用也。若去入阴之芒硝，则云小矣。去枳、朴之攻气结，加甘草以和中，则云调胃矣。

**二、阳明温病，脉浮而促者，减味竹叶石膏汤主之。**

脉促，谓数而时止，如趋者过急，忽一蹶然，其势甚急，故以辛凉透表重剂，逐邪外出则愈。

**减味竹叶石膏汤方**　辛凉合甘寒法

竹叶五钱　石膏八钱　麦冬六钱　甘草三钱

水八杯，煮取三杯，一时服一杯，约三时令尽。

**三、阳明温病，诸证悉有而微，脉不浮者，小承气汤微和之。**

以阳明温病发端者，指首条所列阳明证而言也，后凡言阳明温病者仿此。诸证悉有，以非下不可，微则未至十分亢害，但以小承气通和胃气则愈，无庸芒硝之软坚也。

**四、阳明温病，汗多谵语，舌苔老黄而干者，宜小承气汤。**

汗多，津液散而大便结，苔见干黄，谵语因结粪而然，故宜承气。

**五、阳明温病，无汗，小便不利，谵语者，先与牛黄丸；不大便，再与调胃承气汤。**

无汗而小便不利，则大便未定成鞭，谵语之不因燥屎可知。不因燥屎而谵语者，犹系心包络证也，故先与牛黄丸，以开内窍，服牛黄丸，内窍开，大便当下，盖牛黄丸亦有下大便之功能。其仍然不下者，无汗，则外不通，大小便俱闭，则内不通，邪之深结于阴可知。故取芒硝之咸寒，大黄、甘草之甘苦寒，不取枳、朴之辛燥也。伤寒之谵语，舍燥屎无他证，一则寒邪不兼秽浊，二则由太阳而阳明。温病谵语，有因燥屎，有因邪陷心包，一则温多兼秽，二则自上焦心肺而来（著眼），学者常须察识，不可歧路亡羊也。

**六、阳明温病，面目俱赤，肢厥，甚则通体皆厥，不瘛疭，但神昏，不大便，七八日以外，小便赤，脉沉伏，或并脉亦厥，胸腹满坚，甚则拒按，喜凉饮者，大承气汤主之。**

此一条须细辨其的是火极似水，热极而厥之证，方可用之。全在目赤，小便赤，腹满坚，喜凉饮定之（危微之辨，学者其审之）。

**大承气汤** 方法并见前

**七、阳明温病，纯利稀水无粪者，谓之热结旁流，调胃承气汤主之。**

热结旁流，非气之不通，不用枳、朴，独取芒硝入阴，以解热结，反以甘草缓芒硝急趋之性，使之留中解结（此亦作者独得处）。不然，结不下而水独行，徒使药性伤人也。吴又可用大承气汤者非是。

**八、阳明温病，实热壅塞为哕者，下之。连声哕者，中焦。声断续，时微时甚者，属下焦。**

《金匮》谓哕而腹满，视其前后，知何部不利，利之即愈。阳明实热之哕，下之里气得通则止，但其兼证之轻重，难以预料，故但云下之而不定方，以俟临证者自为采取耳。再按：中焦实证之哕，哕必连声紧促者，胃气大实，逼迫肺气不得下降，两相攻击而然。若或断或续，乃下焦冲虚之哕，其哕之来路也远，故其声断续也，治属下焦。

**九、阳明温病，下利谵语，阳明脉实，或滑疾者，小承气汤主之。脉不实者，牛黄丸主之，紫雪丹亦主之。**

下利谵语，柯氏谓肠虚胃实，故取大黄之濡胃，无庸芒硝之润肠。本论有脉实、脉滑疾、脉不实之辨，恐心包络之谵语，而误以承气下之也，仍主芳香开窍法。

**小承气汤方** 苦辛通法重剂

大黄五钱 厚朴二钱 枳实一钱

水八杯，煮取三杯。先服一杯，得宿粪，止后服。不知，再服（温邪恶燥，枳、朴减原方分数，极见斟酌）。

**调胃承气汤方** 热淫于内，治以碱寒，佐以甘苦法

大黄三钱 芒硝五钱 生甘草二钱

**牛黄丸** 方论并见上焦篇

**紫雪丹** 方论并见上焦篇

**十、温病三焦俱急，大热大渴，舌燥，脉不浮而躁甚，舌色金黄，痰涎壅甚，不可单行承气者，承气合小陷胸汤主之。**

三焦俱急，谓上焦未清，已入中焦阳明，大热大渴，脉躁苔焦，阳土燥烈，煎熬肾水。不下则阴液立见消亡，下则引上焦余邪陷入，恐成结胸之证，故以小陷胸合承气汤，涤三焦之邪，一齐俱出，此因病急，故方亦急也。然非审定是证，不可用是方也。

**承气合小陷胸汤方** 苦辛寒法

生大黄五钱 厚朴二钱 枳实二钱 半夏三钱 栝蒌三钱 黄连二钱

水八杯，煮取三杯。先服一杯，不下，再服一杯，得快利，止后服。不便，再服。

**十一、阳明温病，无上焦证，数日不大便，当下之。若其人阴素虚，不可行承气者，增液汤主之。服增液汤已，周十二时观之，若大便不下者，合调胃承气汤微和之。**

此方所以代吴又可承气养荣汤法也。妙在寓泻于补，以补药之体，作泻药之用，既可攻实，又可防虚。余治体虚之温病，与前医误伤津液、不大便、半虚半实之证，专以此法救之，无不应手而效（润剂即能通便，此法最稳最妙）。

徵按：二十年来，予以此法救温病体虚之当下者，取效屡矣，颇以为独得之奇，而不知鞠通之有是方也，所见略同。

**增液汤方** 咸寒苦甘法

元参一两 麦冬八钱，连心 细生地八钱

水八杯，煮取三杯。口干则与饮令尽，不便，再作服（此亦炙甘草汤变化出之）。

方论：温病之不大便，不出热结、液干二者之外。其偏于阳邪炽甚、热结之实证，则从承气法矣。其偏于阴亏液涸之半虚半实证，则不可混施承气，故以此法代之。独取元参为君者，元参味苦咸微寒，壮水制火，通二便，启肾水上潮于天，其能治液干，固不待言，《本经》称其主治腹中寒热积聚，其并能解热结可知。麦冬主治心腹结气，伤中伤饱，胃络脉绝，羸瘦短气，亦系能补能润能通之品，故以为之佐。生地亦主寒热积聚，逐血痺，用细者，取其补而不腻，兼能走络也。三者合用，作增水行舟之计，故汤名增液，但非重用不为功。

本论于阳明下证，峙立三法：热结液干之大实证，则用大承气。偏于热结而液不干者，旁流是也，则用调胃承气。偏于液干多而热结少者，则用增液。所以迴护其虚，务存津液之心法也（要论）。

按吴又可纯恃承气以为攻病之具，用之得当则效，用之不当，其弊有三：一则邪在心包、阳明两处，不先开心包，徒攻阳明，下后仍然昏惑谵语，亦将如之何哉？吾知其必不救矣。二则体亏液涸之人，下后作战汗，或随战汗而脱，或不蒸汗徒战而脱。三者下后虽能战汗，以阴气大伤，转成上嗽下泄，夜热早凉之怯证，补阳不可，救阴不可，有延至数月而死者，有延至岁余而死者，其死均也（延至数月，延至岁余，佥以为元气素虚，不复归咎于作俑之人矣。痛哉）。在又可当日，温疫盛行之际，非寻常温病可比，又初创温病治法，自有矫枉过正，不暇详审之处，断不可概施于今日也（亦实有之理，非薄责前人也）。本论分别可与不可与、可补不可补之处，以俟明眼裁定，而又为此按语于后，奉商天下之欲救是证者。至若张氏、喻氏，有以甘温辛热立法者，湿温有可用之处。然须兼以苦泄淡渗，盖治外邪，宜通不宜守也。若风温、温热、温疫、温毒，断不可从。

**十二、阳明温病，下后汗出，当复其阴，益胃汤主之。**

温热本伤阴之病，下后邪解汗出，汗亦津液之化，阴液受伤，不待言矣，故云当复其阴。此阴指胃阴而言（恐误认肾阴也），盖十二经皆禀气于胃，胃阴复而气降得食，则十二经之阴，皆可复矣。欲复其阴，非甘凉不可，汤名益胃者，胃体阳而用阴，取益胃用之义也。下后急议复阴者，恐将来液亏燥起，而成干咳身热之怯证也。

**益胃汤方**　甘凉法

沙参三钱　麦冬五钱　冰糖一钱　细生地五钱　玉竹一钱五分，炒香

水五杯，煮取二杯，分两次服，渣再煮一杯服。

**十三、下后无汗脉浮者，银翘汤主之。脉浮洪者，白虎汤主之。脉洪而芤者，白虎加人参汤主之。**

此下后邪气还表之证也。温病之邪，上行极而下，下行极而上，下后里气得通，欲作汗而未能，以脉浮验之，知不在里而在表，逐邪者随其性而宣泄之，就其近而引导之，故主以银翘汤，

增液为作汗之具，仍以银花、连翘解毒而轻宣表气，盖亦辛凉合甘寒轻剂法也。若浮而且洪，热气炽甚，津液立见销亡，则非白虎不可。若洪而且芤，金受火克，元气不支，则非加人参不可矣。

**银翘汤方** 辛凉合甘寒法

银花五钱 连翘三钱 竹叶二钱 生甘草一钱 麦冬四钱 细生地四钱

**白虎汤、白虎加人参汤** 方论并见前

**十四、下后无汗，脉不浮而数，清燥汤主之。**

无汗而脉数，邪之未解可知。但不浮，无领邪外出之路，既下之后，又无连下之理，故以清燥法，增水敌火，使不致为灾，一半日后相机易法，即吴又可下后间服缓剂之法也。但又可清燥汤中用陈皮之燥，柴胡之升，当归之辛窜，津液何堪！以燥清燥，有是理乎？此条乃用其法而不用其方。

**清燥汤方** 甘凉法

麦冬五钱 知母二钱 人中黄一钱五分 细生地五钱 元参三钱

水八杯，煮取三杯，分三次服。

加减法：咳嗽胶痰，加沙参三钱，桑叶一钱五分，梨汁半酒杯，牡蛎三钱，牛蒡子三钱。

按吴又可咳嗽胶痰之证，而用苏子、橘红、当归，病因于燥而用燥药，非也，在湿温门中不禁。

**十五、下后数日，热不退，或退不尽，口燥咽干，舌苔干黑，或金黄色，脉沉而有力者，护胃承气汤微和之。脉沉而弱者，增液汤主之。**

温病下后，邪气已净，必然脉静身凉。邪气不净，有延至数日，邪气复聚于胃，须再通其里者，甚至屡下而后净者，诚有如吴又可所云。但正气日虚一日，阴津日耗一日，须加意防护其阴（作者于益阴三致意焉，真学者金针也。吃紧），不可稍有卤莽，是在任其

责者，临时斟酌尽善耳。吴又可于邪气复聚之证，但主以小承气，本论于此处分别立法（枳、朴伤气劫阴，下后何可轻用）。

**护胃承气汤方** 苦甘法

生大黄三钱　元参三钱　细生地三钱　丹皮二钱　知母二钱　麦冬三钱，连心

水五杯，煮取二杯。先服一杯，得结粪，止后服。不便，再服。

**增液汤** 方见前

**十六、阳明温病，下后二三日，下证复现，脉不甚沉，或沉而无力，止可与增液，不可与承气。**

此恐犯数下之禁也。

汪按：邪不传不化，传表传里，因势导之。温热之证，有解表之后，邪复聚表，攻里之后，邪复聚里，或解表之后，邪入于里，攻里之后，邪还于表，甚至温疫邪炽，有下至数十次而后愈者，诚如吴氏所云。总要看其邪正虚实，以定清热养阴之进退。大抵滋阴不厌频烦，攻下切须慎重，盖下后虚邪与未下实邪不同，攻下稍缓，断无大害，元气一败，无可挽回也。邪少正虚，但与滋阴，便可涤邪，增液、益胃之属酌用。邪虚两停，滋阴之中，略佐涤邪，护胃承气主之。即邪炽正未虚者，亦以增液为主。燥结甚者，间服增液承气，约小其制，方合下后治法。

**十七、阳明温病，下之不通，其证有五：应下失下，正虚不能运药，不运药者死，新加黄龙汤主之。喘促不宁，痰涎壅滞，右寸实大，肺气不降者，宣白承气汤主之。左尺牢坚，小便赤痛，时烦渴甚，导赤承气汤主之。邪闭心包，神昏舌短，内窍不通，饮不解渴者，牛黄承气汤主之。津液不足，无水舟停者，间服增液，再不下者，增液承气汤主之**（五证精细详核）。

经谓下不通者死，盖下而至于不通，其为危险可知，不忍因其危险难治而遂弃之。兹按温病中下之不通者，共有五因：其因

正虚不运药者，正气既虚，邪气复实，勉拟黄龙法，以人参补正，以大黄逐邪，以冬、地增液，邪退正存一线，即可以大队补阴而生，此邪正合治法也。其因肺气不降，而里证又实者，必喘促寸实，则以杏仁、石膏宣肺气之痹，以大黄逐阳①胃之结，此脏腑合治法也。其因火腑不通，左尺必现牢坚之脉，左尺，小肠脉也，俗候于左寸者非，细考《内经》自知。小肠热盛，下注膀胱，小便必涓滴赤且痛也，则以导赤去淡通之阳药，加连、柏之苦通火腑，大黄、芒硝承胃气而通大肠，此二肠同治法也。其因邪闭心包，内窍不通者，前第五条已有先与牛黄丸，再与承气之法。此条系已下而不通，舌短神昏，闭已甚矣。饮不解渴，消亦甚矣。较前条仅仅谵语，则更急而又急，立刻有闭脱之虞，阳明大实不通，有消亡肾液之虞，其势不可少缓须臾，则以牛黄丸开手少阴之闭，以承气急泻阳明，救足少阴之消，此两少阴合治法也。再此条亦系三焦俱急，当与前第九条用承气、陷胸合法者参看。其因阳明太热，津液枯燥，水不足以行舟，而结粪不下者，非增液不可。服增液两剂，法当自下，其或脏燥太甚之人，竟有不下者，则以增液合调胃承气汤，缓缓与服，约二时服半杯沃之，此一腑中气血合治法也（此论反复详尽，无一字非的义，诚得《内经》、《金匮》之精）。

**新加黄龙汤方** 苦甘咸法

细生地五钱 生甘草二钱 人参一钱五分，另煎 生大黄三钱 芒硝一钱 元参五钱 麦冬五钱，连心 当归一钱五分 海参二条，洗 姜汁六匙

水八杯，煮取三杯。先用一杯冲参汁五分、姜汁二匙，顿服之。如腹中有响声，或转矢气者，为欲便也。候一二时，不便，再如前法服一杯。候二十四刻，不便，再服第三杯。如服一杯即

①阳：叶氏重镘本、医学大成本、1972年人卫本均作“肠”，义胜。

得便，止后服，酌服益胃汤一剂益胃汤方见前，余参或可加入。

方论：此处方于无可处之地，勉尽人力，不肯稍有遗憾之法也。旧方用大承气加参、地、当归，须知正气久耗，而大便不下者，阴阳俱惫，尤重阴液消亡，不得再用枳、朴伤气而耗液，故改用调胃承气，取甘草之缓急，合人参补正，微点姜汁，宣通胃气，代枳、朴之用，合人参最宜胃气。加麦、地、元参，保津液之难保，而又去血结之积聚，姜汁为宣气分之用，当归为宣血中气分之用。再加海参者，海参咸能化坚，甘能补正，按海参之液，数倍于其身，其能补液可知。且蠕动之物，能走络中血分，病久者必入络，故以之为使也。

**宣白承气汤方**　苦辛淡法

生石膏五钱　生大黄三钱　杏仁粉二钱　栝蒌皮一钱五分

水五杯，煮取二杯。先服一杯，不知，再服。

**导赤承气汤**

赤芍三钱　细生地五钱　生大黄三钱　黄连二钱　黄柏二钱　芒硝一钱

水五杯，煮取二杯。先服一杯，不下，再服。

**牛黄承气汤**

即用前安宫牛黄丸二丸，化开，调生大黄末三钱。先服一半，不知，再服。

**增液承气汤**

即于增液汤内，加大黄三钱，芒硝一钱五分。

水八杯，煮取三杯，先服一杯，不知，再服。

**十八、下后虚烦不眠，心中懊憹，甚至反复颠倒，栀子豉汤主之。若少气者，加甘草。若呕者，加姜汁。**

邪气半至阳明，半犹在膈，下法能除阳明之邪，不能除膈间……故证现懊憹虚烦，栀子豉汤涌越其在上之邪也。少……能伤阴，此则以误下而伤胸中阳气，甘能益气，故加之。呕加姜汁者，胃中未至甚热燥结，误下伤胃中阳气，木来乘之，故呕，加姜汁和肝而降胃气也，胃气降则不呕矣。

**栀子豉汤方** 见上焦篇

**栀子豉加甘草汤**

即于栀子豉汤内，加甘草二钱，煎法如前。

**栀子豉加姜汁方**

即于栀子豉汤内，加姜汁五匙。

**十九、阳明温病，干呕口苦而渴，尚未可下者，黄连黄芩汤主之。不渴而舌滑者，属湿温。**

温热，燥病也，其呕由于邪热夹秽，扰乱中宫而然，故以黄连、黄芩彻其热，以芳香蒸变化其浊也。

**黄连黄芩汤方** 苦寒微辛法

黄连二钱　黄芩二钱　郁金一钱五分　香豆豉二钱

水五杯，煮取二杯，分二次服。

**二十、阳明温病，舌黄燥，肉色绛，不渴者，邪在血分，清营汤主之。若滑者，不可与也，当于湿温中求之。**

温病传里，理当渴甚，今反不渴者，以邪气深入血分，格阴于外，上潮于口，故反不渴也。曾过气分，故苔黄而燥。邪居血分，故舌之肉色绛也。若舌苔白滑、灰滑、淡黄而滑，不渴者，乃湿气蒸腾之象，不得用清营柔以济柔也。

汪按：此条以舌绛为主舌绛不渴，夜甚，乃入营的候。再按：绛而中心黄苔，当气血两清。纯绛鲜红，急涤包络。中心绛干，两清心胃。尖独干绛，专泄火腑。舌绛而光，当濡胃阴。绛而枯痿，急用胶黄。干绛无色，宜投复脉此二证俱属下焦。以上俱仍合脉证参详。若舌绛兼有白苔，或黄白相兼，是邪仍在气分。绛而有滑苔者，则为湿热熏蒸，误用血药滋腻，邪必难解，不可不慎也。详见上下二焦。

**清营汤方** 见上焦篇

**二一、阳明斑者，化斑汤主之。**

方义并见上焦篇。

**二二、阳明温病，下后疹续出者，银翘散去豆豉，加细生地大青叶元参丹皮汤主之。**

方义并见上焦篇。

**二三、斑疹，用升提则衄，或厥，或呛咳，或昏痉，用壅补则瞀乱。**

此治斑疹之禁也。斑疹之邪在血络，只喜轻宣凉解（尝见小儿，医有过用升提而死者）。若用柴胡、升麻辛温之品，直升少阳，使热血上循清道则衄。过升则下竭，下竭者必上厥。肺为华盖，受热毒之熏蒸则呛咳。心位正阳，受升提之摧迫则昏痉。至若壅补，使邪无出路，络道比经道最细，诸疮痛痒，皆属于心，既不得外出，其势必返而归之于心，不瞀乱得乎？

**二四、斑疹阳明证悉具，外出不快，内壅特甚者，调胃承气汤微和之，得通则已，不可令大泄，大泄则内陷。**

此斑疹下法，微有不同也。斑疹虽宜宣泄，但不可太过，令其内陷。斑疹虽忌升提，亦畏内陷。方用调胃承气者，避枳、朴之温燥，取芒硝之入阴，甘草败毒缓中也。

**调胃承气汤** 方见前

**二五、阳明温毒发痘者，如斑疹法，随其所在而攻之。**

温毒发痘，如小儿痘疮，或多或少，紫黑色，皆秽浊太甚，疗治失宜而然也，虽不多见，间亦有之。随其所在而攻，谓脉浮则用银翘散，加生地、元参，渴加花粉，毒重加金汁、人中黄，小便短加芩、连之类。脉沉内壅者，酌轻重下之。

**二六、阳明温毒杨梅疮者，以上法随其所偏而调之，重加败毒，兼与利湿。**

此条当入湿温，因上条温痘连类而及，故编于此，可以互证也。杨梅疮者，形似杨梅，轻则红紫，重则紫黑，多现于背部面部，亦因感受秽浊而然。如上法者，如上条治温痘之法。毒甚，故重加败毒，此证毒附湿而为灾，故兼与利湿，如萆薢、土茯苓之类。

**二七、阳明温病，不甚渴，腹不满，无汗，小便不利，心中懊憹者，必发黄。黄者，栀子柏皮汤主之。**

受邪太重，邪热与胃阳相搏，不得发越，无汗不能自通，热必发黄矣。

**栀子柏皮汤方**

栀子五钱 生甘草三钱 黄柏五钱

水五杯，煮取二杯，分二次服。

方论：此湿淫于内，以苦燥之，热淫于内，佐以甘苦法也。栀子清肌表，解五黄，又治内烦，黄柏泻膀胱，疗肌肤间热，甘草协和内外。三者其色皆黄，以黄退黄，同气相求也。按又可但有茵陈大黄汤，而无栀子柏皮汤，温热发黄，岂可皆下者哉！

**二八、阳明温病，无汗，或但头汗出，身无汗，渴欲饮水，腹满舌燥黄，小便不利者，必发黄，茵陈蒿汤主之。**

此与上条异者，在口渴腹满耳。上条口不甚渴，腹不满，胃不甚实，故不可下。此则胃家已实，而黄不得退，热不得越，无出表之理，故从事于下趋大小便也。

**茵陈蒿汤**

茵陈蒿六钱 栀子三钱 生大黄三钱

水八杯，先煮茵陈，减水之半，再入二味，煮成三杯。分三次服，以小便利为度。

方论：此纯苦急趋之方也。发黄，外闭也。腹满，内闭也。内外皆闭，其势不可缓，苦性最急，故以纯苦急趋下焦也。黄因热结，泻热者必泻小肠，小肠丙火，非苦不通，胜火者莫如水，茵陈得水之精，开郁莫如发陈，茵陈生发最速，高出众草，主治热结黄疸，故以之为君。栀子通水源而利三焦，大黄除实热而减腹满，故以之为佐也。

**二九、阳明温病，无汗，实证未剧，不可下，小便不利者，甘苦合化，冬地三黄汤主之。**

大凡小便不通，有责之膀胱不开者，有责之上游结热者，有责之肺气不化者。温热之小便不通，无膀胱不开证，皆上游指小肠而言热结，与肺气不化而然也。小肠火腑，故以三黄苦药通之。热结则液干，故以甘寒润之。金受火刑，化气维艰，故倍用麦冬以化之。

**冬地三黄汤方** 甘苦合化阴气法

麦冬八钱　黄连一钱　苇根汁半酒杯，冲　元参四钱　黄柏一钱　银花露半酒杯，冲　细生地四钱　黄芩一钱　生甘草三钱

水八杯，煮取三杯，分三次服，以小便得利为度。

**三十、温病小便不利者，淡渗不可与也，忌五苓、八正辈。**

此用淡渗之禁也。热病有余于火，不足于水，惟以滋水泻火为急务，岂可再以淡渗动阳而烁津乎（申淡渗禁，吃紧）？奈何吴又可于小便条下，特立猪苓汤，乃去仲景原方之阿胶，反加木通、车前，渗而又渗乎？其治小便血分之桃仁汤中，仍用滑石，不识何解。

**三一、温病燥热，欲解燥者，先滋其干，不可纯用苦寒也，服之反燥甚。**

此用苦寒之禁也。温病有余于火，不用淡渗犹易明，并苦寒亦设禁条，则未易明也。举世皆以苦能降火，寒能泻热，坦然用之而无疑，不知苦先入心，其化以燥，服之不应，愈化愈燥（申苦寒禁，尤吃紧）。宋人以目为火户，设立三黄汤，久服竟至于瞎，非化燥之明征乎？吾见温病而恣用苦寒，津液干涸不救者甚多，盖化气比本气更烈。故前条冬地三黄汤，甘寒十之八九，苦寒仅十之一二耳。至茵陈蒿汤之纯苦，止有一用，或者再用，亦无屡

用之理。吴又可屡诋用黄连之非，而又恣用大黄，惜乎其未通甘寒一法也。

**三二、阳明温病，下后热退，不可即食，食者必复。周十二时后，缓缓与食，先取清者，勿令饱，饱则必复，复必重也。**

此下后暴食之禁也（申暴食禁，亦要）。下后虽然热退，余焰尚存，盖无形质之邪，每借有形质者以为依附，必须坚壁清野，勿令即食。一日后，稍可食清而又清之物，若稍重浊，犹必复也。勿者，禁止之词，必者，断然之词也。

**三三、阳明温病，下后脉静，身不热，舌上津回，十数日不大便，可与益胃、增液辈，断不可再与承气也。下后舌苔未尽退，口微渴，面微赤，脉微数，身微热，日浅者亦与增液辈，日深舌微干者，属下焦复脉法也**方见下焦。勿轻与承气，轻与者肺燥而咳，脾滑而泄，热反不除，渴反甚也，百日死。

此数下亡阴之大戒也（申数下禁，尤要）。下后不大便十数日，甚至二十日，乃肠胃津液受伤之故，不可强责其便，但与复阴，自能便也。此条脉静身凉，人犹易解，至脉虽不躁而未静，身虽不壮热而未凉，俗医必谓邪气不尽，必当再下，在又可法中亦必再下。不知大毒治病，十衰其六，但与存阴退热，断不误事。下后邪气复聚，大热大渴，面正赤，脉躁甚，不在此例（论于存阴退热，类尽之，此则推之于终极也）。若轻与苦燥，频伤胃阴，肺之母气受伤，阳明化燥，肺无秉气，反为燥逼，焉得不咳。燥咳久者，必身热而渴也。若脾气为快利所伤，必致滑泄，滑泄则阴伤而热渴愈加矣。迁延三月，天道小变之期，其势不能再延，故曰百日死也。

**三四、阳明温病，渴甚者，雪梨浆沃之。**

**雪梨浆** 方法见前

**三五、阳明温病，下后微热，舌苔不退者，薄荷末拭之。**

以新布蘸新汲凉水，再蘸薄荷细末，频擦舌上。

**三六、阳明温病，斑疹、温痘、温疮、温毒、发黄，神昏谵**

**语者，安宫牛黄丸主之。**

心居膈上，胃居膈下，虽有膜隔[①]，其浊气太甚，则亦可上干包络，且病自上焦而来，故必以芳香逐秽开窍为要也。

**安宫牛黄丸** 方见上焦篇

**三七、风温、温热、温疫、温毒、冬温之在中焦，阳明病居多。湿温之在中焦，太阴病居多。暑温则各半也。**

此诸温不同之大关键也（总纲，扼要）。温热等皆因于火，以火从火，阳明阳土，以阳从阳，故阳明病居多。湿温则以湿从湿，太阴阴土，以阴从阴，则太阴病居多。暑兼湿热，故各半也。

## 暑　温[②]

**三八、脉洪滑，面赤身热头晕，不恶寒但恶热，舌上黄滑苔，渴欲凉饮，饮不解渴，得水则呕，按之胸下痛，小便短，大便闭者，阳明暑温，水结在胸也，小陷胸汤加枳实主之**（此条别于温热，全在舌滑、胸痛、呕水）。

脉洪面赤，不恶寒，病已不在上焦矣。暑兼湿热，热甚则渴，引水求救。湿郁中焦，水不下行，反来上逆则呕。胃气不降，则大便闭。故以黄连、栝蒌清在里之热痰，半夏除水痰而强胃。加枳实者，取其苦辛通降，开幽门而引水下行也。

**小陷胸加枳实汤方** 苦辛寒法

黄连二钱　栝蒌三钱　枳实二钱　半夏五钱

急流水五杯，煮取二杯，分二次服。

**三九、阳明暑温，脉滑数，不食不饥不便，浊痰凝聚，心下痞者，半夏泻心汤去人参干姜大枣甘草加枳实杏仁主之。**

---

①隔：医学大成本作“膈”。

②暑温：叶氏重锓本、医学大成本、1972年人卫本后有“伏暑”二字。

不饥不便而有浊痰，心下痞满，湿热互结而阻中焦气分，故以半夏、枳实开气分之湿结，黄连、黄芩开气分之热结，杏仁开肺与大肠之气痺。暑中热甚，故去干姜。非伤寒误下之虚痞，故去人参、甘草、大枣，且畏其助湿作满也。

**半夏泻心汤去干姜甘草加枳实杏仁方** 苦辛寒法

半夏一两　黄连二钱　黄芩三钱　枳实二钱　杏仁三钱

水八杯，煮取三杯，分三次服。虚者复纳人参二钱，大枣三枚。

**四十、阳明暑温，湿气已化，热结独存，口燥咽干，渴欲饮水，面目俱赤，舌燥黄，脉沉实者，小承气汤各等分下之。**

暑兼湿热，其有体瘦质燥之人，感受热重湿轻之证，湿先从热化尽，只余热结中焦，具诸下证，方可下之。

汪按：湿热入胃腑方可下，虽云化热，究从湿来，故枳、朴、大黄等分用也。大抵温病诊舌为要，痞满之证，见黄燥方可议下。黄而不燥，仍用宣泄，以驱之入胃，或苦温助之化燥，见黄方可用苦泄，泻心、陷胸之属。黄白相兼，或灰白色，仍用开提，三香、杏、蔻、枳、桔之属。以达之于肺，不可误也。又叶天士论伤寒热邪劫烁，下之宜猛；温病多湿邪内搏，下之宜轻；伤寒大便溏为邪尽，不可下；湿温病大便溏为邪未尽，便硬方为无湿，不可攻也。此皆要论，不可不知。

**小承气汤** 方义并见前。此处不必以大黄为君，三物各等分可也

**四一、暑温蔓延三焦，舌滑微黄，邪在气分者，三石汤主之。邪气久留，舌绛苔少，热搏血分者，加味清宫汤主之。神识不清，热闭内窍者，先与紫雪丹，再与清宫汤**（气血二字扼要）。

蔓延三焦，则邪不在一经一脏矣，故以急清三焦为主（著眼）。然虽云三焦，以手太阴一经为要领。盖肺主一身之气，气化则暑湿俱化，且肺脏受生于阳明，肺之脏象属金，色白，阳明之气运亦属金，色白，故肺经之药多兼走阳明，阳明之药多兼走

肺也。再肺经通调水道，下达膀胱，肺痺开则膀胱亦开，是虽以肺为要领，而胃与膀胱皆在治中，则三焦俱备矣，是邪在气分，而主以三石汤之奥义也。若邪气久羁，必归血络，心主血脉，故以加味清宫汤主之。内窍欲闭，则热邪盛矣，紫雪丹开内窍而清热最速者也。

**三石汤方**

飞滑石三钱 生石膏五钱 寒水石三钱 杏仁三钱 竹茹二钱，炒 银花三钱，花露更妙 金汁一酒杯，冲 白通草二钱

水五杯，煮成二杯，分二次温服。

方论：此微苦辛寒兼芳香法也。盖肺病治法，微苦则降，过苦反过病所，辛凉所以清热，芳香所以败毒而化浊也。按三石、紫雪丹中之君药，取其得庚金之气，清热退暑利窍，兼走肺胃者也。杏仁、通草为宣气分之用，且通草直达膀胱，杏仁直达大肠。竹茹以竹之脉络，而通人之脉络。金汁、银花，败暑中之热毒。

**加味清宫汤方**

即于前清宫汤内加知母三钱、银花二钱、竹沥五茶匙冲入。

方论：此苦辛寒法也。清宫汤前已论之矣，加此三味者，知母泻阳明独胜之热，而保肺清金，银花败毒而清络，竹沥除胸中大热，止烦闷消渴，合清宫汤，为暑延三焦血分之治也。

**四二、暑温伏暑，三焦均受，舌灰白，胸痞闷，潮热呕恶，烦渴自利，汗出溺短者，杏仁滑石汤主之**（上二条湿轻热重，此条湿热两停）。

舌白胸痞，自利呕恶，湿为之也。潮热烦渴，汗出溺短，热为之也。热处湿中，湿蕴生热，湿热交混，非偏寒偏热可治，故以杏仁、滑石、通草先宣肺气，由肺而达膀胱以利湿。厚朴苦温而泻湿满，芩、连清里而止湿热之利，郁金芳香走窍而开闭结，

橘、半强胃而宣湿化痰，以止呕恶，俾三焦混处之邪，各得分解矣。

**杏仁滑石汤方** 苦辛寒法

杏仁三钱 滑石三钱 黄芩二钱 橘红一钱五分 黄连一钱 郁金二钱 通草一钱 厚朴二钱 半夏三钱

水八杯，煮取三杯，分三次服。

## 寒湿

**四三、湿之入中焦，有寒湿，有热湿。有自表传来，有水谷内蕴，有内外相合。其中伤也，有伤脾阳，有伤脾阴，有伤胃阳，有伤胃阴，有两伤脾胃。伤脾胃之阳者，十常八九，伤脾胃之阴者，十居一二。彼此混淆，治不中窾，遗患无穷，临证细推，不可泛论。**

此统言中焦湿证之总纲也（总纲，扼要）。寒湿者，湿与寒水之气相搏也。盖湿水同类，其在天之阳时为雨露，阴时为霜雪，在江河为水，在土中为湿，体本一源，易于相合，最损人之阳气。热湿者，在天时长夏之际，盛热蒸动湿气流行也。在人身湿郁本身阳气，久而生热也，兼损人之阴液。自表传来，一由经络而脏腑，一由肺而脾胃。水谷内蕴，肺虚不能化气，脾虚不能散津，或形寒饮冷，或酒客中虚。内外相合，客邪既从表入，而伏邪又从内发也。伤脾阳，在中则不运痞满，传下则洞泄腹痛。伤胃阳，则呕逆不食，膈胀胸痛。两伤脾胃，既有脾证，又有胃证也。其伤脾胃之阴若何？湿久生热，热必伤阴，古称湿火者是也（南方卑湿伤阴者，十常六七）。伤胃阴，则口渴不饥，伤脾阴，则舌先灰滑，后反黄燥，大便坚结。湿为阴邪，其伤人之阳也，得理之正，故多而常见。其伤人之阴也，乃势之变，故罕而少见。治湿者必须审在何经何脏，兼寒兼热，气分血分，而出辛凉、辛温、甘温、苦温、淡渗、苦渗之治，庶所投必效。若脾病治胃，胃病治脾，兼下焦者单治中焦，或笼统混治，脾胃不分，阴阳寒热不辨，将见肿胀、黄疸、洞泄、衄血、便血，诸证蜂起矣。惟在临证者细心推求，下手有准的耳。盖土为杂气，兼证甚多（著眼），最难分析，岂可泛论湿气而已哉？

汪按：温热、湿温，为本书两大纲。温热从口鼻吸受，并无寒证，最忌辛温表散。但当认定门径，勿与伤寒混杂，再能按三焦投药，辨清气血营卫，不失先后缓急之序，便不致误。湿温为三气杂感，浊阴弥漫，有寒有热，传变不一，全要细察兼证，辨明经络脏腑气血阴阳，湿热二气偏多偏少，方可论治。故论湿温方法，较温热为多，读者以此意求之，无余蕴矣。再按：热证清之则愈，湿证宣之则愈，重者往往宣之未愈，待其化热而后清，清而后愈。一为阳病，一兼阴病，至鲁至道，难易较然。

**四四、足太阴寒湿，痞结胸满，不饥不食，半苓汤主之。**

此书以温病名，并列寒湿者，以湿温紧与寒湿相对，言寒湿而湿温更易明析（借宾定主）。

痞结胸满，仲景列于太阴篇中，乃湿郁脾阳，足太阴之气，不为鼓动运行，脏病而累及腑，痞结于中，故亦不能食也。故以半夏、茯苓培阳土，以吸阴土之湿，厚朴苦温以泻湿满，黄连苦以渗湿，重用通草，以利水道，使邪有出路也。

**半苓汤方**　此苦辛淡渗法也

半夏五钱　茯苓块五钱　川连一钱　厚朴三钱　通草八钱，煎汤煮前药

水十二杯，煮通草成八杯，再入余药煮成三杯，分三次服。

**四五、足太阴寒湿，腹胀，小便不利，大便溏而不爽，若欲滞下者，四苓加厚朴秦皮汤主之，五苓散亦主之。**

经谓太阴所至，发为䐜胀，又谓厥阴气至为䐜胀，盖木克土也。太阴之气不运，以致膀胱之气不化，故小便不利。四苓辛淡

渗湿，使膀胱开而出邪，以厚朴泻胀，以秦皮洗[①]肝也。其或肝气不热，则不用秦皮，仍用五苓中之桂枝以和肝，通利三焦，而行太阳之阳气，故五苓散亦主之。

**四苓加厚朴秦皮汤方** 苦温淡法

茅术三钱 厚朴三钱 茯苓块五钱 猪苓四钱 秦皮二钱 泽泻四钱

水八杯，煮成八分三杯，分三次服。

**五苓散** 甘温淡法

猪苓一两 赤术一两 茯苓一两 泽泻一两六钱 桂枝五钱

共为细末，百沸汤和服三钱，日三服。

**四六、足太阴寒湿，四肢乍冷，自利，目黄，舌白滑，甚则灰，神倦不语，邪阻脾窍，舌蹇语重，四苓加木瓜草果厚朴汤主之。**

脾主四肢，脾阳郁，故四肢乍冷。湿渍脾而脾气下溜，故自利。目白精属肺，足太阴寒，则手太阴不能独治，两太阴同气也。且脾主地气，肺主天气，地气上蒸，天气不化，故目睛黄也。白滑与灰，寒湿苔也。湿困中焦，则中气虚寒，中气虚寒，则阳光不治。主正阳者心也，心藏神，故神昏。心主言，心阳虚，故不语。脾窍在舌，湿邪阻窍，则舌蹇而语声迟重。湿以下行为顺，故以四苓散驱湿下行。加木瓜以平木，治其所不胜也。厚朴以温中行滞，草果温太阴独胜之寒，芳香而达窍，补火以生土，驱浊以生清也。

**四苓加木瓜厚朴草果汤方** 苦热兼酸淡法

生於白术三钱 猪苓一钱五分 泽泻一钱五分 赤苓块五钱 木瓜一钱 厚朴一钱 草果八分 半夏三钱

水八杯，煮取八分三杯，分三次服。阳素虚者，加附子

---

①洗：疑为“清”之误。

二钱。

**四七、足太阴寒湿，舌灰滑，中焦滞痞，草果茵陈汤主之。面目俱黄，四肢常厥者，茵陈四逆汤主之。**

湿滞痞结，非温通而兼开窍不可，故以草果为君。茵陈因陈生新，生发阳气之机最速，故以之为佐。广皮、大腹、厚朴共成泻痞之功。猪苓、泽泻以导湿外出也。若再加面黄肢逆，则非前汤所能济，故以四逆回厥，茵陈宣湿退黄也。

**草果茵陈汤方** 苦辛温法

草果一钱　茵陈三钱　茯苓皮三钱　厚朴二钱　广皮一钱五分　猪苓二钱　大腹皮二钱　泽泻一钱五分

水五杯，煮取二杯，分二次服。

**茵陈四逆汤方** 苦辛甘热复微寒法

附子三钱，炮　干姜五钱　炙甘草二钱　茵陈六钱

水五杯，煮取二杯。温服一杯，厥回止后服。仍厥，再服。尽剂厥不回，再作服。

**四八、足太阴寒湿，舌白滑，甚则灰，脉迟，不食不寐，大便窒塞，浊阴凝聚，阳伤腹痛，痛甚则肢逆，椒附白通汤主之。**

此足太阴寒湿，兼足少阴、厥阴证也。白滑、灰滑，皆寒湿苔也。脉迟者，阳为寒湿所困，来去俱迟也。不食，胃阳痺也。不寐，中焦湿聚，阻遏阳气不得下交于阴也。大便窒塞，脾与大肠之阳不能下达也。阳为湿困，返逊位于浊阴，故浊阴得以蟠踞中焦而为痛也（古人论痛，未有如此之明快者）。凡痛皆邪正相争之象，虽曰阳困，究竟阳未绝灭，两不相下，故相争而痛也。后凡言痛者仿此。椒附白通汤齐通三焦之阳，而急驱浊阴也。

**椒附白通汤方**

生附子三钱，炒黑　川椒二钱，炒黑　淡干姜二钱　葱白三茎　猪胆汁半烧酒杯，去渣后调入

水五杯，煮成二杯，分二次凉服。

方论：此苦辛热法复方也。苦与辛合，能降能通，非热不足以胜重寒而回阳。附子益太阳之标阳，补命门之真火，助少阳之火热。盖人之命火，与太阳之阳、少阳之阳旺，行水自速。三焦通利，湿不得停，焉能聚而为痛，故用附子以为君，火旺则土强（寒湿系阴证，中阳素弱者，病此尤多，虽盛暑犹宜姜、附，不可畏而不用）。干姜温中逐湿痹，太阴经之本药，川椒燥湿除胀消食，治心腹冷痛，故以二物为臣。葱白由内而达外，中空通阳最速，亦主腹痛，故以为之使。浊阴凝聚不散，有格阳之势，故反佐以猪胆汁，猪水畜，属肾，以阴求阴也，胆乃甲木，从少阳，少阳主开泄，生发之机最速。此用仲景白通汤与许学士椒附汤，合而裁制者也。

**四九、阳明寒湿，舌白腐，肛坠痛，便不爽，不喜食，附子理中汤去甘草加广皮厚朴汤主之。**

九窍不和，皆属胃病。胃受寒湿所伤，故肛门坠痛而便不爽。阳明失阖，故不喜食。理中之人参，补阳明之正，苍术补太阴而渗湿，姜、附运坤阳以劫寒，盖脾阳转而后湿行，湿行而后胃阳复。去甘草，畏其满中也。加厚朴、广皮，取其行气。合而言之，辛甘为阳，辛苦能通之义也。

**附子理中汤去甘草加厚朴广皮汤方** 辛甘兼苦法

生茅术三钱 人参一钱五分 炮干姜一钱五分 厚朴二钱 广皮一钱五分 生附子一钱五分，炮黑

水五杯，煮取八分二杯，分二次服。

徵按：仲景理中汤原方中用术，今定以苍术者，苍术燥湿而兼解郁，不似白术之呆滞也。丹溪制越鞠丸方，以苍术治湿郁，以上见证，皆郁证也，故用苍术。古书只有术名，而无苍白之分。至《唐本草》始分赤白，后世又谓赤术为苍术矣。

**五十、寒湿伤脾胃两阳，寒热不饥，吞酸形寒，或脘中痞闷，或酒客湿聚，苓姜术桂汤主之。**

此兼运脾胃，宣通阳气之轻剂也。

**苓姜术桂汤方** 苦辛温法

茯苓块五钱　生姜三钱　炒白术三钱　桂枝三钱

水五杯，煮取八分二杯，分温再服。

**五一、湿伤脾胃两阳，既吐且利，寒热身痛，或不寒热，但腹中痛，名曰霍乱。寒多不欲饮水者，理中汤主之。热多欲饮水者，五苓散主之。吐利汗出，发热恶寒，四肢拘急，手足厥冷，四逆汤主之。吐利止而身痛不休者，宜桂枝汤小和之**（此条有阴阳二证，以欲饮不欲饮辨之。欲饮水而不能者，乃阴证）。

按霍乱一证，长夏最多，本于阳虚，寒湿凝聚，关系非轻，伤人于顷刻之间。奈时医不读《金匮》，不识病源，不问轻重，一概主以藿香正气散，轻者原有可愈之理，重者死不旋踵。更可笑者，正气散中加黄连、麦冬，大用西瓜，治渴欲饮水之霍乱，病者岂堪命乎！瑭见之屡矣，故特采《金匮》原文，备录于此。胃阳不伤不吐，脾阳不伤不泻，邪正不争不痛，营卫不乖不寒热。以不饮水之故，知其为寒多，主以理中汤，原文系理中丸，方后自注云：然丸不及汤，盖丸缓而汤速也。且恐丸药不精，故直改从汤。温中散寒。人参、甘草，胃之守药，白术、甘草，脾之守药，干姜能通能守。上下两泄者，故脾胃两守之，且守中有通，通中有守，以守药作通用，以通药作守用。若热欲饮水之证，饮不解渴，而吐泄不止，则主以五苓，邪热须从小便去，膀胱为小肠之下游，小肠，火腑也，五苓通前阴，所以守后阴也。太阳不开，则阳明不阖，开太阳正所以守阳明也。此二汤皆有一举两得之妙。吐利则脾胃之阳虚，汗出则太阳之阳亦虚。发热者，浮阳在外也。恶寒者，实寒在中也。四肢拘急，脾阳不荣四末，手足厥冷，中土虚而厥阴肝木来乘，病者四逆，汤善救逆，故名四逆汤。人参、甘草守中阳，干姜、附子通中阳，人参、附子护外阳，干姜、甘草护中阳，中外之阳复回，则群阴退避而厥回矣。吐利止而身痛不休者，中阳复而表阳不和也，故以桂枝汤温经络而微和之。

**理中汤方** 甘热微苦法，此方分量以及后加减法，悉照《金匮》原文，用者临时斟酌

人参 甘草 白术 干姜各三两

水八杯，煮取三杯，温服一杯，日三服。

加减法：若脐上筑者，肾气动也，去术加桂四两。吐多者，去术加生姜三两。下多者，还用术。悸者，加茯苓二两。渴欲饮水者，加术足前成四两半。腹中痛者，加人参足前成四两半。寒者，加干姜足前成四两半。腹满者，去术，加附子一枚。服汤后如食顷，饮热粥一升许，微自汗，勿发揭衣被。

**五苓散** 见前

加减法：腹满者，加厚朴、广皮各一两。渴甚面赤，脉大紧而急，搧扇不知凉，饮冰不知冷，腹痛甚，时时躁烦者，格阳也，加干姜一两五钱。此条非仲景原文，余治验也。

百沸汤和，每服五钱，日三服。

汪按：湿温、湿疟、寒湿、中寒等证，皆有阴盛格阳。若春温、风温、暑热、温疫、温毒，非犯逆则绝无此证，虽或病前病中，兼犯房劳遗泄，亦断无阴证。而阳盛格阴者，则往往有之。俗医传派不清，临事狐疑，失之毫厘，人命立绝。此条与温热门中中下焦阳厥数条参看，庶乎临证了然，厥功巨矣。

**四逆汤方** 辛甘热法，分量临时斟酌

炙甘草二两 干姜一两半 生附子一枚，去皮 加人参一两

水五茶碗，煮取二碗，分二次服。

按原方无人参，此独加人参者，前条寒多不饮水，较厥逆尚轻，仲景已用人参。此条诸阳欲脱，中虚更急，不用人参，何以固内？柯韵伯伤寒注云：仲景凡治虚证，以里为重，协热下利，脉微弱者，便用人参。汗后身痛，脉沉迟者，便加人参。此脉迟而利清谷，且不烦不欬，中气大虚，元气已脱，但温不补，何以

救逆乎？观茯苓四逆之烦躁，且以人参，况通脉四逆，岂得无参？是必有脱落耳，备录于此存参。

**五二、霍乱兼转筋者，五苓散加防己桂枝薏仁主之。寒甚脉紧者，再加附子。**

肝藏血，主筋，筋为寒湿搏急而转，故于五苓和霍乱之中，加桂枝温筋，防己急驱下焦血分之寒湿，薏仁主湿痹脚气，扶土抑木，治筋急拘挛。甚寒脉紧，则非纯阳之附子不可。

**五苓散加防己桂枝薏仁方**

即于前五苓散内，加防己一两，桂枝一两半足前成二两，薏仁二两。寒甚者加附子大者一枚。杵为细末，每服五钱，百沸汤和，日三，剧者日三夜一，得卧则勿令服。

**五三、卒中寒湿，内挟秽浊，眩冒欲绝，腹中绞痛，脉沉紧而迟，甚则伏，欲吐不得吐，欲利不得利，甚则转筋，四肢欲厥，俗名发沙，又名干霍乱。转筋者，俗名转筋火，古方书不载。**不载者，不载上三条之俗名耳，若是证，当于《金匮》腹满、腹痛、心痛、寒疝诸条，参看自得。**蜀椒救中汤主之，九痛丸亦可服。语乱者，先服至宝丹，再与汤药。**

按此证夏日湿蒸之时最多，故因霍乱而类记于此。中阳本虚，内停寒湿，又为蒸腾秽浊之气所干，由口鼻而直行中道，以致腹中阳气受逼，所以相争而为绞痛。胃阳不转，虽欲吐而不得，脾阳困闭，虽欲利而不能。其或经络亦受寒湿，则筋如转索，而后者向前矣。中阳虚而肝木来乘则厥。俗名发沙者何？盖以此证病来迅速，或不及延医，或医亦不识。相传以钱或用磁碗口，蘸姜汤或麻油刮其关节，刮则其血皆分，住则复合，数数分合，动则生阳，关节通而气得转，往往有随手而愈者。刮处必现血点，红紫如沙，故名沙也。但刮后须十二时不饮水，方不再发。不然则留邪在络，稍受寒、发怒则举发矣。以其欲吐不吐，欲利不利而腹痛，故又名干霍乱。其转筋名转筋火者，以常发于夏月，夏月火令，又病迅速如火也，其实乃伏阴与湿相搏之故（尝见一人患此病，饮米汤立毙）。以大建中之蜀椒，急驱阴浊下行，干姜温中，去人参、胶饴者，畏其满而守也。加厚朴以泻湿中浊气，槟榔以散结气，直达下焦，广皮通行十二经之气。改名救中汤，急驱浊阴，所以救中焦之真阳也。九痛丸一面扶正，一面驱邪，其驱邪之功最速，故亦可服。再按：前吐泻之霍乱，有阴阳二证，干霍乱则纯有阴而无阳（辨要），所谓天地不通，闭塞而成冬，有若否卦之义。若语言乱者，邪干心包，故先以至宝丹驱包络之邪也。

**救中汤方** 苦辛通法

蜀椒三钱，炒出汗 淡干姜四钱 厚朴三钱 槟榔二钱 广皮二钱

水五杯，煮取二杯，分二次服。兼转筋者，加桂枝三钱，防己五钱，薏仁三钱，厥者加附子二钱。

**九痛丸方** 治九种心痛，苦辛甘热法

附子三两 生狼牙一两 人参一两 干姜一两 吴茱萸一两 巴豆一两，去皮心，熬碾如膏

蜜丸梧子大，酒下。强人初服三丸，日三服，弱者二丸。

兼治卒中恶、腹胀痛、口不能言。又治连年积冷、流注、心胸痛，并冷冲上气、落马、坠车、血病等证皆主之。忌口如常法。

方论：《内经》有五脏胃腑心痛，并痰虫食积，即为九痛也。心痛之因，非风即寒，故以干姜、附子驱寒壮阳，吴茱萸能降肝脏浊阴下行，生狼牙善驱浮风，以巴豆驱逐痰虫陈滞之积，人参养正驱邪。因其药品气血皆入，补泻攻伐皆备，故治中恶腹胀痛等证。

附录《外台》走马汤：治中恶心痛腹胀，大便不通，苦辛热法。沈目南注云：中恶之证，俗谓绞肠乌痧，即秽臭恶毒之气，直从口鼻入于心胸肠胃脏腑，壅塞正气不行，故心痛腹胀，大便

不通，是为实证，非似六淫侵入而有表里清浊之分。故用巴豆极热大毒峻猛之剂，急攻其邪，佐杏仁以利肺与大肠之气，使邪从后阴一扫尽除，则病得愈。若缓须臾，正气不通，营卫阴阳机息则死，是取通则不痛之义也。

巴豆二枚，去心皮熬 杏仁二枚

右二味，以绵缠搥令碎。热汤二合，捻[①]取白汁饮之，当下。老小强弱量之。通治飞尸鬼击病。

按《医方集解》中，治霍乱用阴阳水一法，有协和阴阳，使不相争之义。又治干霍乱用盐汤探吐一法，盖闭塞至极之证，除针灸之外，莫如吐法通阳最速。夫呕，厥阴气也，寒痛，太阳寒水气也，否，冬象也，冬令太阳寒水，得厥阴气至，风能上升，则一阳开泄，万象皆有生机矣。至针法，治病最速，取祸亦不缓，当于《甲乙经》中求之。非善针者，不可令针也。

汪按：《玉龙经》干霍乱取委中。今世俗多用热水急拍腿弯，红筋高起即刺之，出血愈。又按：此证亦有不由触秽受寒，但因郁怒而发者，其宜急攻下气，与触秽受寒同。

徵按：沙证向无方论，人多忽之。然其病起于仓卒，或不识其证，或不得其治，戕人甚速。总因其人浊阴素重，清阳不振，偶感浊阴之气，由口鼻直行中道，邪正交争，营卫逆乱。近世治之者，率有三法，不知起自何人。一则刮之，前按所云是也。一则焠之，以大灯草或纸撚蘸麻油，照看其头面额角，及胸前腹上肩膊等处，凡皮肤间隐隐有红点发出，或如蚊迹，或累累坟起，疏密不同，层次难定，一经照出，轻轻灼而焠之，爆响有声，则病者似觉轻松痛减。一则刺之，其法以针按穴刺出血，凡十处，名曰放沙，此皆针灸遗意，但不见古书，故不悉载。又有试法，与以生黄豆嚼之，不腥者沙，觉有豆腥气者非沙，与试疔同。患

①捻：医学大成本作“捣”。

此者，俗忌生姜、麻油之类。余历验多年，知其言亦不谬。曾见有少女服生姜而毙，有少男子服干姜一夜而死，余俱随觉随解之耳。前二方中俱有干姜，似与俗说相悖，然干姜与槟榔、巴豆并用，正使邪有出路，既有出路，则干姜不为患矣。但后之人不用此方则已，用此方而妄减其制，必反误事，不可不知。至若羌活、麻黄，则在所大禁。余尚有二方，附记于后，以备裁采。

**立生丹** 治伤暑、霍乱、沙证、疟、痢、泄泻、心痛、胃痛、腹痛、吞吐酸水，及一切阴寒之证、结胸、小儿寒痉

母丁香一两二钱　沉香四钱　茅苍术一两二钱　明雄黄一两二钱

右为细末，用蟾酥八钱，铜锅内加火酒一小杯，化开，入前药末，丸绿豆大。每服二丸，小儿一丸，温水送下。又下死胎如神。凡被蝎蜂螫者，调涂立效。惟孕妇忌之。

此方妙在刚燥药中加芳香透络，蟾乃土之精，上应月魄，物之浊而灵者，其酥入络，以毒攻毒，而方又有所监制，故应手取效耳。

**独胜散** 治绞肠沙痛急，指甲、唇俱青，危在顷刻

马粪年久弥佳

不拘分两，瓦上焙干为末，老酒冲服二三钱。不知，再作服。

此方妙在以浊攻浊。马性刚，善走，在卦为乾。粪乃浊阴所结，其象圆，其性通，故能摩荡浊阴之邪，仍出下窍。忆昔年济南方讱菴莅任九江，临行，一女子忽患沙证，就地滚嚎，声嘶欲绝。讱菴云：偶因择日不谨，误犯红沙，或应此乎？余急授此方，求马粪不得，即用骡粪，并非陈者，亦随手奏功。

## 湿　温 疟痢疸痹附

**五四、湿热上焦未清，里虚内陷，神识如蒙，舌滑脉缓，人**

**参泻心汤加白芍主之。**

湿在上焦，若中阳不虚者，必始终在上焦，断不内陷。或因中阳本虚，或因误伤于药，其势必致内陷。湿之中人也，首如裹，目如蒙，热能令人昏，故神识如蒙，此与热邪直入包络，谵语神昏有间。里虚，故用人参以护里阳，白芍以护真阴。湿陷于里，故用干姜、枳实之辛通。湿中兼热，故用黄芩、黄连之苦降。此邪已内陷，其势不能还表，法用通降，从里治也。

**人参泻心汤方**　苦辛寒兼甘法

人参二钱　干姜二钱　黄连一钱五分　黄芩一钱五分　枳实一钱　生白芍二钱

水五杯，煮取二杯，分二次服，渣再煮一杯服。

**五五、湿热受自口鼻，由募原直走中道，不饥不食，机窍不灵，三香汤主之。**

此邪从上焦来，还使上焦去法也。

**三香汤方**　微苦微辛微寒兼芳香法

栝蒌皮三钱　桔梗三钱　黑山栀二钱　枳壳二钱　郁金二钱　香豉二钱　降香末三钱

水五杯，煮取二杯，分二次温服。

方论：按此证由上焦而来，其机尚浅，故用蒌皮、桔梗、枳壳微苦微辛开上，山栀轻浮微苦清热，香豉、郁金、降香化中上之秽浊而开郁。上条以下焦为邪之出路，故用重；此条以上焦为邪之出路，故用轻。以下三焦均受者，则用分消（分析极清）。彼此互参，可以知叶氏之因证制方，心灵手巧处矣！惜散见于案中，而人多不察，兹特为拈出，以概其余。

**五六、吸受秽湿，三焦分布，热蒸头胀，身痛呕逆，小便不通，神识昏迷，舌白，渴不多饮，先宜芳香通神利窍，安宫牛黄丸，继用淡渗，分消浊湿，茯苓皮汤。**

按此证表里经络脏腑三焦，俱为湿热所困，最畏内闭外脱

(著眼)，故急以牛黄丸宣窍清热而护神明。但牛黄丸不能利湿分消，故继以茯苓皮汤。

**安宫牛黄丸** 方法见前

**茯苓皮汤** 淡渗兼微辛微凉法

茯苓皮五钱 生薏仁五钱 猪苓三钱 大腹皮三钱 白通草三钱 淡竹叶二钱

水八杯，煮取三杯，分三次服。

**五七、阳明湿温，气壅为哕者，新制橘皮竹茹汤主之。**

按《金匮》橘皮竹茹汤，乃胃虚受邪之治。今治湿热壅遏胃气致哕，不宜用参甘峻补，故改用柿蒂。按柿成于秋，得阳明燥金之主气，且其形多方，他果未之有也，故治肺胃之病有独胜。肺之脏象属金，胃之气运属金。柿蒂乃柿之归束处，凡花皆散，凡子皆降，凡降先收，从生而散而收而降，皆一蒂为之也，治逆呃之能事毕矣。再按：草木一身，芦与蒂为升降之门户，载生气上升者，芦也，受阴精归藏者，蒂也。格物者不可不于此会心焉（前辈有言，本草解药性不尽。得此知察理之精，求之五色五味之外。凡辨药须实就物理体会，方有妙悟，不可泥定本草。本论拈出处，可以隅反）。

**新制橘皮竹茹汤** 苦辛通降法

橘皮三钱 竹茹三钱 柿蒂七枚 姜汁三茶匙，冲

水五杯，煮取二杯，分二次温服，不知，再作服。有痰火者，加竹沥、栝蒌霜。有瘀血者，加桃仁。

**五八、三焦湿郁，升降失司，脘连腹胀，大便不爽，一加减正气散主之。**

再按：此条与上第五十六条同为三焦受邪，彼以分消开窍为急务，此以升降中焦为定法，各因见证之不同也（以下诸条，看其因症变法之妙，可得用古方法）。

**一加减正气散方**

藿香梗二钱 厚朴二钱 杏仁二钱 茯苓皮二钱 广皮一钱 神

曲一钱五分　麦芽一钱五分　绵茵陈二钱　大腹皮一钱

水五杯，煮二杯，再服。

方论：正气散本苦辛温兼甘法，今加减之，乃苦辛微寒法也。去原方之紫苏、白芷，无须发表也。去甘桔，此证以中焦为扼要，不必提上焦也。只以藿香化浊，厚朴、广皮、茯苓、大腹泻湿满，加杏仁利肺与大肠之气，神曲、麦芽升降脾胃之气，茵陈宣湿郁而动生发之气。藿香但用梗，取其走中不走外也。茯苓但用皮，以诸皮皆凉，泻湿热独胜也。

**五九、湿郁三焦，脘闷便溏，身痛舌白，脉象模糊，二加减正气散主之。**

上条中焦病重，故以升降中焦为要。此条脘闷便溏，中焦证也。身痛舌白，脉象模糊，则经络证矣，故加防已急走经络中湿郁。以便溏不比大便不爽，故加通草、薏仁，利小便所以实大便也。大豆黄卷从湿热蒸变而成，能化蕴酿之湿热，而蒸变脾胃之气也。

**二加减正气散**　苦辛淡法

藿香梗三钱　广皮二钱　厚朴二钱　茯苓皮三钱　木防已三钱　大豆黄卷二钱　川通草一钱五分　薏苡仁三钱

水八杯，煮三杯，三次服。

**六十、秽湿着里，舌黄脘闷，气机不宣，久则酿热，三加减正气散主之。**

前两法，一以升降为主，一以急宣经隧为主。此则以舌黄之故，预知其内已伏热，久必化热，而身亦热矣，故加杏仁利肺气，气化则湿热俱化。滑石辛淡而凉，清湿中之热，合藿香所以宣气机之不宣也。

**三加减正气散方**　苦辛寒法

藿香三钱，连梗叶　茯苓皮三钱　厚朴二钱　广皮一钱五分　杏仁三钱　滑石五钱水五杯，煮二杯，再服。

**六一、秽湿着里，邪阻气分，舌白滑，脉右缓，四加减正气散[1]主之。**

以右脉见缓之故，知气分之湿阻，故加草果、查肉、神曲，急运坤阳，使足太阴之地气，不上蒸手太阴之天气也。

**四加减正气散方** 苦辛温法

藿香梗三钱 厚朴二钱 茯苓三钱 广皮一钱五分 草果一钱 查肉五钱，炒 神曲二钱

水五杯，煮二杯，渣再煮一杯，三次服。

**六二、秽湿着里，脘闷便泄，五加减正气散主之。**

秽湿而致脘闷，故用正气散之香开。便泄而知脾胃俱伤，故加大腹运脾气，谷芽升胃气也。以上二条，应入前寒湿类中，以同为加减正气散法，欲观者知化裁古方之妙，故列于此。

**五加减正气散方** 苦辛温法

藿香梗二钱 广皮一钱五分 茯苓块三钱 厚朴二钱 大腹皮一钱五分 谷芽一钱 苍术二钱

水五杯，煮二杯，日再服。

按今人以藿香正气散，统治四时感冒，试问四时止一气行令乎？抑各司一气，且有兼气乎？况受病之身躯脏腑，又各有不等乎？历观前五法，均用正气散，而加法各有不同，亦可知用药非丝丝入扣，不能中病，彼泛论四时不正之气，与统治一切诸病之方，皆未望见轩岐之堂室者也，乌可云医乎？

**六三、脉缓身痛，舌淡黄而滑，渴不多饮，或竟不渴，汗出热解，继而复热，内不能运水谷之湿，外复感时令之湿，发表攻里，两不可施，误认伤寒，必转坏证，徒清热则湿不退，徒祛湿则热愈炽，黄芩滑石汤主之。**

---

①散：原无此字，据上下文及叶氏重镘本、医学大成本、1972年人卫本补。

脉缓身痛，有似中风，但不浮，舌滑不渴饮，则非中风矣。若系中风，汗出则身痛解而热不作矣。今继而复热者，乃湿热相蒸之汗，湿属阴邪，其气留连，不能因汗而退，故继而复热。内不能运水谷之湿，脾胃困于湿也。外复受时令之湿，经络亦困于湿矣。倘以伤寒发表攻里之法施之，发表则诛伐无过之表，阳伤而成痉，攻里则脾胃之阳伤，而成洞泄寒中，故必转坏证也。湿热两伤，不可偏治，故以黄芩、滑石、茯苓皮清湿中之热，蔻仁、猪苓宣湿邪之正，再加腹皮、通草，共成宣气利小便之功。气化则湿化，小便利则火腑通，而热自清矣（作者于湿病，反复详尽，多前人所未及，较之温热，尤为枕中鸿宝也）。

**黄芩滑石汤方** 苦辛寒法

黄芩三钱　滑石三钱　茯苓皮三钱　大腹皮二钱　白蔻仁一钱　通草一钱　猪苓三钱

水六杯，煮取二杯，渣再煮一杯，分温三服。

**六四、阳明湿温，呕而不渴者，小半夏加茯苓汤主之。呕甚而痞者，半夏泻心汤去人参干姜大枣甘草加枳实生姜主之。**

呕而不渴者，饮多热少也，故主以小半夏加茯苓，逐其饮而呕自止。呕而兼痞，热邪内陷，与饮相搏，有固结不通之患，故以半夏泻心去参、姜、甘、枣之补中，加枳实、生姜之宣胃也。

**小半夏加茯苓汤**

半夏六钱　茯苓六钱　生姜四钱

水五杯，煮取二杯，分二次服。

**半夏泻心汤去人参干姜甘草大枣加枳实生姜方**

半夏六钱　黄连二钱　黄芩三钱　枳实三钱　生姜三钱

水八杯，煮取三杯，分三次服。虚者复纳人参、大枣。

徵按：湿之为病，其来也渐，其去也迟，譬若小人之易进而难退也。湿温之痞，与湿寒异。湿寒之痞，兼有食积。湿温之痞，热陷邪留，故呕而兼痞也。水气上逆则呕，水停膈间则痞，上干于头则眩，中凌于心则悸。方目本文，字字俱有斟酌，难为粗心者道。

**六五、湿聚热蒸，蕴于经络，寒战热炽，骨骱烦疼，舌色灰滞，面目痿黄，病名湿痹，宣痹汤主之。**

经谓风寒湿三者合而为痹，《金匮》谓经热则痹，盖《金匮》诚补《内经》之不足。痹之因于寒者固多，痹之兼乎热者亦复不少。合参二经原文，细验于临证之时，自有权衡。本论因载湿温而类及热痹，见湿温门中，原有痹证，不及备载痹证之全，学者欲求全豹，当于《内经》、《金匮》、喻氏、叶氏以及宋元诸名家，合而参之自得。大抵不越寒热两条，虚实异治。寒痹势重，而治反易，热痹势缓，而治反难。实者单病躯壳易治，虚者兼病脏腑夹痰饮、腹满等证，则难治矣，犹之伤寒两感也。此条以舌灰目黄，知其为湿中生热；寒战热炽，知其在经络；骨骱疼痛，知其为痹证。若泛用治湿之药，而不知循经入络，则罔效矣。故以防己急走经络之湿，杏仁开肺气之先，连翘清气分之湿热，赤豆清血分之湿热，滑石利窍而清热中之湿，山栀肃肺而泻湿中之热，薏苡淡渗而主挛痹，半夏辛平而主寒热，蚕沙化浊道中清气。痛甚加片子姜黄、海桐皮者，所以宣络而止痛也。

**宣痹汤方** 苦辛通法

防己五钱　杏仁五钱　滑石五钱　连翘三钱　山栀三钱　薏苡五钱　半夏三钱，醋炒　晚蚕沙三钱　赤小豆皮三钱（赤小豆乃五谷中之赤小豆，味酸肉赤，凉水浸取皮用。非药肆中之赤小豆，药肆中之赤豆乃广中野豆，赤皮蒂黑肉黄，不入药者也）

水八杯，煮取三杯，分温三服。痛甚加片子姜黄二钱，海桐皮三钱。

**六六、湿郁经脉，身热身痛，汗多自利，胸腹白疹，内外合邪，纯辛走表，纯苦清热，皆在所忌，辛凉淡法，薏苡竹叶散主之。**

上条但痺在经脉，此则脏腑亦有邪矣，故又立一法。汗多则表阳开，身痛则表邪郁，表阳开而不解表邪，其为风湿无疑，盖汗之解者寒邪也，风为阳邪，尚不能以汗解，况湿为重浊之阴邪，故虽有汗不解也。学者于有汗不解之证，当识其非风则湿，或为风湿相搏也。自利者小便必短，白瘖者，风湿郁于孙络毛窍，此湿停热郁之证，故主以辛凉解肌表之热，辛淡渗在里之湿，俾表邪从气化而散，里邪从小便而驱，双解表里之妙法也，与下条互斟自明。

**薏苡竹叶散方** 辛凉淡法，亦轻以去实法

薏苡五钱　竹叶三钱　飞滑石五钱　白蔻仁一钱五分　连翘三钱　茯苓块五钱　白通草一钱五分

共为细末，每服五钱，日三服。

**六七、风暑寒湿，杂感混淆，气不主宣，咳嗽头胀，不饥舌白，肢体若废，杏仁薏苡汤主之。**

杂感混淆，病非一端，乃以气不主宣四字为扼要（著眼），故以宣气之药为君，既兼雨湿中寒邪，自当变辛凉为辛温。此条应入寒湿类中，列于此者，以其为上条之对待也。

**杏仁薏苡汤** 苦辛温法

杏仁三钱　薏苡三钱　桂枝五分　生姜七分　厚朴一钱　半夏一钱五分　防己一钱五分　白蒺藜二钱

水五杯，煮三杯，渣再煮一杯，分温三服。

**六八、暑湿痺者，加减木防己汤主之。**

此治痺之祖方也。风胜则引，引者，吊痛掣痛之类，或上或下，四肢游走作痛，经谓行痺是也。加桂枝、桑叶。湿胜则肿，肿者，土曰敦阜。加滑石、萆薢、苍术。寒胜则痛，痛者加防己、桂枝、姜黄、海桐皮。面赤口涎自出者，《灵枢》谓胃热则廉泉开。重加石膏、知母。绝无汗者加羌活、苍术，汗多者加黄芪、炙甘草。兼痰饮者加半夏、厚朴、广皮。因不能备载全文，故以祖方加减如此，

聊示门径而已（痹证总以宣气为主，郁则痹，宣则通也。以此条加减及上数条参之，思过半矣）。

**加减木防己汤** 辛温辛凉复法

防己六钱 桂枝三钱 石膏六钱 杏仁四钱 滑石四钱 白通草二钱 薏苡三钱

水八杯，煮取三杯，分温三服。见小效不即退者，加重服，日三夜一。

汪按：痹证有周、行、著之分，其原有风、寒、湿、热之异。奈古方多以寒湿论治，且多杂用风药，不知湿家忌汗，圣训昭然，寒湿固有，热湿尤多，误用辛温，其害立见。再外感初伤气分，惟贵宣通，误认虚证，投柔腻补药，其祸尤酷，学者细考本文，可得治热痹之梗概矣。

**六九、湿热不解，久酿成疸，古有成法，不及备载，聊列数则，以备规矩。**下疟痢等证仿此。

本论之作，原补前人之未备，已有成法可循者，安能尽录。因横列四时杂感，不能不列湿温，连类而及，又不能不列黄疸、疟、痢，不过略标法则而已。按湿温门中，其证最多，其方最伙，盖土居中位，秽浊所归，四方皆至，悉可兼证，故错综参伍，无穷极也。即以黄疸一证而言，《金匮》有辨证三十五条，出治一十二方，先审黄之必发不发，在于小便之利与不利。疸之易治难治，在于口之渴与不渴。再察瘀热入胃之因，或因外并，或因内发，或因食谷，或因酣酒，或因劳色，有随经蓄血，入水黄汗，上盛者一身尽热，下郁者小便为难。又有表虚里虚，热除作哕，火劫致黄。知病有不一之因，故治有不紊之法，于是脉弦胁痛，少阳未罢，仍主以和。渴饮水浆，阳明化燥，急当泻热。湿在上，以辛散，以风胜；湿在下，以苦泄，以淡渗。如狂蓄血，势所必攻。汗后溺白，自宜投补。酒客多蕴热，先用清中，加之分利，后必顾其脾阳。女劳有秽浊，始以解毒，继以滑窍，终当峻补真阴。表虚者实卫，里虚者建中。入水火劫，以及治逆变证，各立方论，以为后学津梁。至寒湿在里之治，阳明篇中，惟见一则，不出方论，指人以寒湿中求之，盖脾本畏木而喜风燥，制水而恶寒湿。今阴黄一证，寒湿相搏，譬如卑监之土，须暴风日之阳，纯阴之病，疗以辛热无疑，方虽不出，法已显然。奈丹溪云不必分五疸，总是如盦[1]酱相似，以为得治黄之扼要，殊不知以之治阳黄，犹嫌其混，以之治阴黄，恶乎可哉！喻嘉言于阴黄一证，竟谓仲景方论亡失，恍若无所循从。惟罗谦甫具有卓识，力辨阴阳，遵仲景寒湿之旨，出茵陈四逆汤之治。瑭于阴黄一证，究心有年，悉用罗氏法而化裁之，无不应手取效。间有始即寒湿，从太阳寒水之化，继因其人阳气尚未十分衰败，得燥热药数帖，阳明转燥金之化而为阳证者，即从阳黄例治之。

**七十、夏秋疸病，湿热气蒸，外干时令，内蕴水谷，必以宣通气分为要，失治则为肿胀，由黄疸而肿胀者，苦辛淡法，二金汤主之。**

此揭疸病之由，与治疸之法，失治之变，又因变制方之法也。

**二金汤方** 苦辛淡法

鸡内金五钱　海金沙五钱　厚朴三钱　大腹皮三钱　猪苓三钱　白通草二钱

水八杯，煮取三杯，分三次温服。

**七一、诸黄疸小便短者，茵陈五苓散主之。**

沈氏目南云：此黄疸气分实证，通治之方也。胃为水谷之海，营卫之源，风入胃家气分，风湿相蒸，是为阳黄。湿热流于膀胱，气郁不化，则小便不利，当用五苓散宣通表里之邪，茵陈开郁而清湿热。

---

[1]盦：医学大成本作“醃”。

**茵陈五苓散** 五苓散方见前。五苓散系苦辛温法，今茵陈倍五苓，乃苦辛微寒法

茵陈末十分 五苓散五分

共为细末，和匀，每服三钱，日三服。

《金匮》方不及备载，当于本书研究，独采此方者，以其为实证通治之方，备外风内湿一则也。

**七二、黄疸脉沉，中痞恶心，便结溺赤，病属三焦里证，杏仁石膏汤主之。**

前条两解表里，此条统治三焦，有一纵一横之义。杏仁、石膏开上焦，姜、半开中焦，枳实则由中驱下矣，山栀通行三焦，黄柏直清下焦。凡通宣三焦之方，皆扼重上焦，以上焦为病之始入，且为气化之先（金针尽度，经所谓治节出焉），虽通宣三焦之方，而汤则名杏仁石膏也。

**杏仁石膏汤方** 苦辛寒法

杏仁五钱 石膏八钱 半夏五钱 山栀三钱 黄柏三钱 枳实汁每次三茶匙，冲 姜汁每次三茶匙，冲

水八杯，煮取三杯，分三次服。

**七三、素积劳倦，再感湿温，误用发表，身面俱黄，不饥溺赤，连翘赤豆饮煎送保和丸。**

前第七十条，由黄而变他病，此则由他病而变黄，亦遥相对待。证系两感，故方用连翘赤豆饮以解其外，保和丸以和其中，俾湿温劳倦治逆，一齐解散矣。保和丸苦温而运脾阳，行在里之湿，陈皮、连翘由中达外，其行湿固然矣。兼治劳倦者何？经云劳者温之。盖人身之动作云①为，皆赖阳气为之主张，积劳伤阳，劳倦者，因劳而倦也，倦者，四肢倦怠也，脾主四肢，脾阳伤，则四肢倦而无力也。再肺属金而主气，气者阳也，脾属土而

①云：医学大成本作“行”。

生金，阳气虽分内外，其实特一气之转输耳。劳虽自外而来，外阳既伤，则中阳不能独运，中阳不运，是人之赖食湿以生者，反为食湿所困，脾既困于食湿，安能不失牝马之贞，而上承乾健乎？古人善治劳者，前则有仲景，后则有东垣，皆从此处得手。奈之何后世医者，但云劳病，辄用补阴，非惑于丹溪一家之说哉！本论原为外感而设，并不及内伤，兹特因两感而略言之。

**连翘赤豆饮方**　苦辛微寒法

连翘二钱　山栀一钱　通草一钱　赤豆二钱　花粉一钱　香豆豉一钱

煎送保和丸三钱。

**保和丸方**　苦辛温平法

山查　神曲　茯苓　陈皮　卜子　连翘　半夏

**七四、湿甚为热，疟邪痞结心下，舌白口渴，烦躁自利，初身痛，继则心下亦痛，泻心汤主之。**

此疟邪结心下气分之方也。

**泻心汤**　方法见前

**七五、疮家湿疟，忌用发散，苍术白虎汤加草果主之。**

《金匮》谓疮家忌汗，发汗则病痉。盖以疮者血脉间病，心主血脉，血脉必虚而热，然后成疮。既成疮以后，疮脓又系血液所化，汗为心液，由血脉而达毛窍，再发汗以伤其心液，不痉何待！故以白虎辛凉重剂，清阳明之热湿，由肺卫而出。加苍术、草果温散脾中重滞之寒湿，亦由肺卫而出。阳明阳土，清以石膏、知母之辛凉。太阴阴土，温以苍术、草果之苦温。适合其脏腑之宜，矫其一偏之性而已。

**苍术白虎汤加草果方**　辛凉复苦温法

即前白虎汤内加苍术、草果。

**七六、背寒，胸中痞结，疟来日晏，邪渐入阴，草果知母汤主之。**

此素积烦劳，未病先虚，故伏邪不肯解散，正阳馁弱，邪热固结。是以草果温太阴独胜之寒，知母泻阳明独胜之热，厚朴佐草果泻中焦之湿蕴，合姜、半而开痞结，花粉佐知母而生津退热。脾胃兼病，最畏木克，乌梅、黄芩清热而和肝。疟来日晏，邪欲入阴，其所以升之使出者，全赖草果。俗以乌梅、五味等酸敛，是知其一，莫知其他也。酸味秉厥阴之气，居五味之首，与辛味合用，开发阳气最速，观小青龙汤自知（今晋人感寒用蒜醋发汗，即此义）。

**草果知母汤方** 苦辛寒兼酸法

草果一钱五分 知母二钱 半夏三钱 厚朴二钱 黄芩一钱五分 乌梅一钱五分 花粉一钱五分 姜汁五匙，冲

水五杯，煮取二杯，分二次温服。

按此方即吴又可之达原饮去槟榔，加半夏、乌梅、姜汁，治中焦热结阳陷之证最为合拍。吴氏乃以治不兼湿邪之温疫初起，其谬甚矣。

再按：前贤制方，与集书者选方，不过示学者知法度，为学者立模范而已，未能预测后来之病证，其变幻若何？其兼证若何？其年岁又若何？所谓大匠诲人，能与人规矩，不能使人巧。至于奇巧绝伦之处，不能传，亦不可传，可遇而不可求，可暂而不可常者也。学者当心领神会，先务识其所以然之故，而后增减古方之药品分量，宜重宜轻，宜多宜寡，自有准的（举一反三，全书皆当以此观之）。所谓神而明之，存乎其人。

**七七、疟伤胃阳，气逆不降，热劫胃液，不饥不饱，不食不便，渴不欲饮，味变酸浊，加减人参泻心汤主之。**

此虽阳气受伤，阴汁被劫，恰偏于阳伤为多，故救阳立胃基之药四，存阴泻邪热之药二，喻氏所谓变胃而不受胃变之法也。

**加减人参泻心汤** 苦辛温复咸寒法

人参二钱 黄连一钱五分 枳实一钱 干姜一钱五分 生姜二钱 牡蛎二钱

水五杯，煮取二杯，分二次温服。

按大辛大温与大苦大寒合方，乃厥阴经之定例（名论）。盖别脏之与腑，皆分而为二，或上下，或左右，不过经络贯通，臆膜相连耳。惟肝之与胆，合而为一，胆即居于肝之内，肝动则胆亦动，胆动而肝即随。肝宜温，胆宜凉，仲景乌梅圆、泻心汤，立万世法程矣。于小柴胡，先露其端。此证疟邪扰胃，致令胃气上逆，而亦用此辛温寒苦合法者何？盖胃之为腑，体阳而用阴，本系下降，无上升之理，其呕吐哕痞，有时上逆，升者胃气，所以使胃气上升者，非胃气也，肝与胆也。故古人以呕为肝病，今人则以为胃病已耳。

汪按：古人云肝为刚脏，能受柔药，胃为柔脏，能受刚药。故胃阳伤者，可与刚中之柔，不可与柔中之刚。又云治肝不效，每以胃药收功。盖土衰木必乘之，扶阳明所以制厥阴也。再考厥阴为阴阳交际之处，贞下起元，内藏相火，故用寒必复热，用热必复寒。仲景茱萸四逆、当归四逆，不用纯阳，乌梅、泻心，阴阳并用，为此也。先贤于内伤肾肝阴中之阳者，用羊肉、鹿茸等血肉之品，不用姜附，及温肾必助凉肝，皆此义。至胃为中土，伤阳则为卑监，当用刚远柔，伤阴则为燥亢，当用柔远刚，阳衰者少佐宣畅，权衡在手，斯临证无差矣。

**七八、疟伤胃阴，不饥不饱，不便，潮热，得食则烦热愈加，津液不复者，麦冬麻仁汤主之。**

暑湿伤气，疟邪伤阴，故见证如是。此条与上条不饱不饥不便相同。上条以气逆味酸不食辨阳伤，此条以潮热得食则烦热愈加定阴伤也。阴伤既定，复胃阴者莫若甘寒，复酸味者，酸甘化阴也。两条胃病，皆有不便者何？九窍不和，皆属胃病也。

**麦冬麻仁汤方**　酸甘化阴法

麦冬五钱，连心　火麻仁四钱　生白芍四钱　何首乌三钱　乌梅肉二钱　知母二钱水八杯，煮取三杯，分三次温服。

**七九、太阴脾疟，寒起四末，不渴多呕，热聚心胸，黄连白芍汤主之。烦躁甚者，可另服牛黄丸一丸。**

脾主四肢，寒起四末而不渴，故知其为脾疟也。热聚心胸而多呕，中土病而肝木来乘，故方以两和肝胃为主。此偏于热甚，故清热之品重，而以芍药收脾阴也。

**黄连白芍汤方** 苦辛寒法

黄连二钱 黄芩二钱 半夏三钱 枳实一钱五分 白芍三钱 姜汁五匙，冲

水八杯，煮取三杯，分三次温服。

**八十、太阴脾疟，脉濡寒热，疟来日迟，腹微满，四肢不暖，露姜饮主之。**

此偏于太阴虚寒，故以甘温补正。其退邪之妙，全在用露，清肃能清邪热，甘润不伤正阴，又得气化之妙谛。

**露姜饮方** 甘温复甘凉法

人参一钱 生姜一钱

水二杯半，煮成一杯，露一宿，重汤温服。

**八一、太阴脾疟，脉弦而缓，寒战，甚则呕吐噫气，腹鸣溏泄，苦辛寒法，不中与也。苦辛温法，加味露姜饮主之。**

上条纯是太阴虚寒，此条邪气更甚，脉兼弦则土中有木矣，故加温燥泄木退邪。

**加味露姜饮方** 苦辛温法

人参一钱 半夏二钱 草果一钱 生姜二钱 广皮一钱 青皮一钱，醋炒

水二杯半，煮成一杯，滴荷叶露三匙，温服，渣再煮一杯服。

**八二、中焦疟，寒热久不止，气虚留邪，补中益气汤主之。**

留邪以气虚之故，自以升阳益气立法。

**补中益气汤方**

炙黄芪一钱五分　人参一钱　炙甘草一钱　白术一钱，炒　广皮五分　当归五分　升麻三分，炙　柴胡三分，炙　生姜三片　大枣二枚，去核

水五杯，煮取二杯，渣再煮一杯，分温三服。

**八三、脉左肱，暮热早凉，汗解渴饮，少阳疟偏于热重者，青蒿鳖甲汤主之。**

少阳切近三阴，立法以一面领邪外出，一面防邪内入为要领。小柴胡汤以柴胡领邪，以人参、大枣、甘草护正，以柴胡清表热，以黄芩、甘草苦甘清里热，半夏、生姜两和肝胃，蠲内饮，宣胃阳，降胃阴，疏肝用，生姜、大枣调和营卫，使表者不争，里者内安，清者清，补者补，升者升，降者降，平者平，故曰和也。青蒿鳖甲汤用小柴胡法而小变之，却不用小柴胡之药者，小柴胡原为伤寒立方，疟缘于暑湿，其受邪之源，本自不同，故必变通其药味，以同在少阳一经，故不能离其法。青蒿鳖甲汤以青蒿领邪，青蒿较柴胡力软，且芳香逐秽，开络之功则较柴胡有独胜。寒邪伤阳，柴胡汤中之人参、甘草、生姜皆护阳者也。暑热伤阴，故改用鳖甲护阴，鳖甲乃蠕动之物，且能入阴络搜邪。柴胡汤以胁痛干呕为饮邪所致，故以姜、半通阳降阴而清饮邪。青蒿鳖甲汤以邪热伤阴，则用知母、花粉以清邪热而止渴，丹皮清少阳血分，桑叶清少阳络中气分。宗古法而变古方者，以邪之偏寒偏热不同也。此叶氏之读古书，善用古方，岂他人之死于句下者，所可同日语哉！

**青蒿鳖甲汤方**　苦辛咸寒法

青蒿三钱　知母二钱　桑叶二钱　鳖甲五钱　丹皮二钱　花粉二钱

水五杯，煮取二杯，疟来前分二次温服。

**八四、少阳疟如伤寒证者，小柴胡汤主之。渴甚者去半夏，**

**加栝蒌根，脉弦迟者，小柴胡加干姜陈皮汤主之。**

少阳疟如伤寒少阳证，乃偏于寒重而热轻，故仍从小柴胡法。若内躁渴甚，则去半夏之燥，加栝蒌根生津止渴。脉弦迟则寒更重矣，《金匮》谓脉弦迟者，当温之，故于小柴胡汤内，加干姜、陈皮温中，且能由中达外，使中阳得伸，逐邪外出也（疟证数条，皆于偏于寒热阴阳处著眼）。

**小柴胡汤方** 苦辛甘温法

柴胡三钱 黄芩一钱五分 半夏二钱 人参一钱 炙甘草一钱五分 生姜三片 大枣二枚，去核

水五杯，煮取二杯，分二次温服。加减如《伤寒论》中法，渴甚者去半夏，加栝蒌根三钱。

**小柴胡加干姜陈皮汤方** 苦辛温法

即于小柴胡汤内，加干姜二钱，陈皮二钱。

水八杯，煮取三杯，分三次温服。

**八五、舌白脘闷，寒起四末，渴喜热饮，湿蕴之故，名曰湿疟，厚朴草果汤主之。**

此热少湿多之证。舌白脘闷，皆湿为之也。寒起四末，湿郁脾阳，脾主四肢，故寒起于此。渴，热也，当喜凉饮，而反喜热饮者，湿为阴邪，弥漫于中，喜热以开之也。故方法以苦辛通降，纯用温开，而不必苦寒也。

**厚朴草果汤方** 苦辛温法

厚朴一钱五分 杏仁一钱五分 草果一钱 半夏二钱 茯苓块三钱 广皮一钱

水五杯，煮取二杯，分二次温服。

按中焦之疟，脾胃正当其冲，偏于热者胃受之，法则偏于救胃；偏于湿者脾受之，法则偏于救脾。胃，阳腑也，救胃必用甘寒苦寒；脾，阴脏也，救脾必用甘温苦辛，两平者两救之（扼要）。本论列疟证，寥寥数则，略备大纲，不能偏载。然于此数

条，反复对勘，彼此互印，再从上焦篇究来路，下焦篇阅归路，其规矩准绳，亦可知其大略矣。

**八六、湿温内蕴，夹杂饮食停滞，气不得运，血不得行，遂成滞下，俗名痢疾，古称重证，以其深入脏腑也。初起腹痛胀者易治，日久不痛并不胀者难治。脉小弱者易治，脉实大数者难治。老年久衰，实大小弱并难治，脉调和者易治。日数十行者易治，一二行或有或无者难治。面色便色鲜明者易治，秽暗者难治。噤口利属实者尚可治，属虚者难治。先滞**俗所谓痢疾**后利**俗谓之泄泻**者易治，先利后滞者难治。先滞后疟者易治，先疟后滞者难治。本年新受者易治，上年伏暑，酒客积热，老年阳虚积湿者难治。季胁少腹无动气疝瘕者易治，有者难治。**

此痢疾之大纲，虽罗列难治易治十数条，总不出邪机向外者易治，深入脏络者难治也（扼要）。谚云：饿不死的伤寒，膹不死的痢疾。时人解云：凡病伤寒者，当禁其食，令病者饿，则不至与外邪相搏而死也。痢疾日下数十行，下者既多，肠胃空虚，必令病者多食，则不至肠胃尽空而死也。不知此二语，乃古之贤医金针度人处，后人不审病情，不识句读，以致妄解耳。按《内经》热病禁食，在少愈之际，不在受病之初。仲景《伤寒论》中，现有食粥却病之条，但不可食重浊肥腻耳。痢疾暑湿夹饮食内伤，邪非一端，肠胃均受其殃，古人每云淡薄滋味，如何可以恣食，与邪气团成一片，病久不解耶！吾见痢疾不戒口腹而死者，不可胜数。盖此二语饿字、膹字，皆自为一句，谓患伤寒之人，尚知饿而思食，是不死之证，其死者，医杀之也。盖伤寒暴发之病，自外而来，若伤卫而未及于营，病人知饿，病机尚浅，医者助胃气，捍外侮则愈，故云不死。若不饿则重矣，仲景谓风病能食，寒病不能食是也。痢疾久伏之邪，由内下注，若脏气有余，不肯容留邪气，彼此互争则膹，邪机向外，医者顺水推舟则愈，故云不死。若脏气已虚，纯逊邪气，则不膹而寇深矣。

汪按：疟、痢二证，若不能薄味，药虽对证，亦不能效，其愈后坚壁清野之法，与伤寒温病相同。但疟疾至正气大衰之时，胃虚不能胜邪，俗人仍令禁食，亦大谬也。丹溪《格致余论》俗言无饱死痢一条，可参看。

**八七、自利不爽，欲作滞下，腹中拘急，小便短者，四苓合芩芍汤主之。**

既自利俗谓泄泻矣，理当快利，而又不爽者何？盖湿中藏热，气为湿热郁伤，而不得畅遂其本性，故滞。脏腑之中，全赖此一气之转输，气既滞矣，焉有不欲作滞下之理乎？曰欲作，作而未遂也。拘急，不爽之象，积滞之情状也。小便短者，湿注大肠，阑门小肠之末，大肠之始不分水，膀胱不渗湿也。故以四苓散分阑门，通膀胱，开支河，使邪不直注大肠。合芩芍法，宣气分，清积滞，预夺其滞下之路也。此乃初起之方，久痢阴伤，不可分利，故方后云，久痢不在用之。

按浙人倪涵初作疟痢三方，于痢疾条下，先立禁汗、禁分利、禁大下、禁温补之法，是诚见世之妄医者，误汗、误下、误分利、误温补，以致沉疴不起，痛心疾首而有是作也。然一概禁之，未免因噎废食。且其三方，亦何能包括痢门诸证？是安于小成，而不深究大体也。瑭勤求古训，静与心谋，以为可汗则汗，可下则下，可清则清，可补则补，一视其证之所现，而不可先有成见也。至于误之一字，医者时刻留心，犹恐思虑不及，学术不到，岂可谬于见闻而不加察哉？

**四苓合芩芍汤方** 苦辛寒法

苍术二钱 猪苓二钱 茯苓二钱 泽泻二钱 白芍二钱 黄芩二钱 广皮一钱五分 厚朴二钱 木香一钱

水五杯，煮取二杯，分二次温服。久痢不在用之。

**八八、暑湿风寒杂感，寒热迭作，表证正盛，里证复急，腹不和而滞下者，活人败毒散主之。**

此证乃内伤水谷之酿湿，外受时令之风湿，中气本自不足之人，又气为湿伤，内外俱急。立方之法，以人参为君，坐镇中州，为督战之帅。以二活、二胡合芎䓖，从半表半里之际，领邪外出，喻氏所谓逆流挽舟者此也。以枳壳宣中焦之气（今人概以发表矣），茯苓渗中焦之湿，以桔梗开肺与大肠之痹，甘草和合诸药，乃陷者举之之法，不治痢而治致痢之源。痢之初起，增[①]寒壮热者，非此不可也。若云统治伤寒温疫瘴[②]气则不可，凡病各有所因，岂一方之所得而统之也哉？此方在风湿门中，用处甚多，若湿不兼风而兼热者，即不合拍，奚况温热门乎？世医用此方治温病，已非一日，吾只见其害，未见其利也。

**活人败毒散**　辛甘温法

羌活　独活　茯苓　川芎　枳壳　柴胡　人参　前胡　桔梗以上各一两　甘草五钱

共为细末，每服二钱，水一杯，生姜三片，煎至七分，顿服之（每服二钱，是每味仅二分耳，陷者举之即止，并非犯下利不可发汗之大戒也。后人每味辄用钱许，并去人参，何其谬哉）。热毒冲胃，噤[③]口者，本方加陈仓米各等分，名仓廪散，服法如前，加一倍。噤口属虚者勿用之。

汪按：噤口有虚实之分，此方虚者固不可用，即实证亦惟表证重者当用。若中焦湿热壅滞，当用丹溪人参黄连法，虚者当于理中等法求之。

**八九、滞下已成，腹胀痛，加减芩芍汤主之。**

此滞下初成之实证，一以疏利肠间湿热为主。

**加减芩芍汤方**　苦辛寒法

①增：医学大成本作“憎”，可参。

②瘴：医学大成本、1972年人卫本作“痺”。

③噤：原作“禁”，据上下文及医学大成本改。

白芍三钱　黄芩二钱　黄连一钱五分　厚朴二钱　木香一钱，煨　广皮二钱

水八杯，煮取三杯，分三次温服。忌油腻生冷。

加减法：肛坠者加槟榔二钱。腹痛甚欲便，便后痛减，再痛再便者，白滞加附子一钱五分，酒炒大黄三钱，红滞加肉桂一钱五分，酒炒大黄三钱。通爽后即止，不可频下。如积未净，当减其制，红积加归尾一钱五分，红花一钱，桃仁二钱。舌浊脉实，有食积者，加查肉一钱五分，神曲二钱，枳壳一钱五分。湿重者，目黄舌白不渴，加茵陈三钱，白通草一钱，滑石一钱。

**九十、滞下湿热内蕴，中焦痞结，神识昏乱，泻心汤主之。**

滞下由于湿热内蕴，以致中痞，但以泻心治痞结之所由来，而滞自止矣。

**泻心汤**　方法并见前

**九一、滞下红白，舌色灰黄，渴不多饮，小溲不利，滑石藿香汤主之。**

此暑湿内伏，三焦气机阻窒，故不肯见积治积，乃以辛淡渗湿宣气，芳香利窍，治所以致积之因，庶积滞不期愈而自愈矣。

**滑石藿香汤方**　辛淡合芳香法

飞滑石三钱　白通草一钱　猪苓二钱　茯苓皮三钱　藿香梗二钱　厚朴二钱　白蔻仁一钱　广皮一钱

水五杯，煮取二杯，分二次服。

**九二、湿温下利，脱肛，五苓散加寒水石主之。**

此急开支河，俾湿去而利自止。

**五苓散加寒水石方**　辛温淡复寒法

即于五苓散内加寒水石三钱，如服五苓散法。久痢不在用之。

**九三、久痢阳明不阖，人参石脂汤主之。**

九窍不和，皆属胃病。久痢胃虚，虚则寒，胃气下溜，故以

堵截阳明为法。

**人参石脂汤方**　辛甘温合涩法，即桃花汤之变法也

人参三钱　赤石脂三钱，细末　炮姜二钱　白粳米一合，炒

水五杯，先煮人参、白米、炮姜令浓，得二杯，后调石脂细末和匀。分二次服。

**九四、自利腹满，小便清长，脉濡而小，病在太阴，法当温脏，勿事通腑，加减附子理中汤主之。**

此偏于湿，合脏阴无热之证，故以附子理中汤去甘守之人参、甘草，加通运之茯苓、厚朴。

**加减附子理中汤方**　苦辛温法

白术三钱　附子二钱　干姜二钱　茯苓三钱　厚朴二钱

水五杯，煮取二杯，分二次温服。

汪按：理中不独湿困太阴宜用，每见夏日伤冰[1]水瓜果，立时发痢者，止有寒湿，并无热证，小儿尤多此证，小便亦或短赤，不可拘泥，宜用理中，甚则加附子。瓜果积加丁香、草果，下痢滞涩者，加当归。其有误用克伐者，则人参又当倍用矣。上焦有暑湿或呕者，反佐姜、连少许。

**九五、自利不渴者属太阴，甚则哕**俗名呃忒，**冲气逆，急救土败，附子粳米汤主之。**

此条较上条更危，上条阴湿与脏阴相合，而脏之真阳未败，此则脏阳结，而邪阴与脏阴毫无忌惮。故上条犹系通补，此则纯用守补矣，扶阳抑阴之大法如此。

**附子粳米汤方**　苦辛热法

人参三钱　附子二钱　炙甘草二钱　粳米一合　干姜二钱

水五杯，煎取二杯，渣再煮一杯，分三次温服。

**九六、疟邪热气，内陷变痢，久延时日，脾胃气衰，面浮腹**

[1]冰：医学大成本、1972年人卫本作“冷”。

**膨，里急肛坠，中虚伏邪，加减小柴胡汤主之。**

疟邪在经者多，较之痢邪在脏腑者浅，痢则深于疟矣。内陷云者，由浅入深也（以上数条，俱于虚实浅深字著眼）。治之之法，不出喻氏逆流挽舟之议，盖陷而入者，仍提而使之出也。故以柴胡由下而上，入深出浅，合黄芩两和阴阳之邪，以人参合谷芽宣补胃阳，丹皮、归、芍内护三阴。谷芽推气分之滞，山查推血分之滞。谷芽升气分，故推谷滞，山查降血分，故推肉滞也。

**加减小柴胡汤方** 苦辛温法

柴胡三钱 黄芩二钱 人参一钱 丹皮一钱 白芍二钱，炒 当归一钱五分，土炒 谷芽一钱五分 山查一钱五分，炒

水八杯，煮取三杯，分三次温服。

**九七、春温内陷下利，最易厥脱，加减黄连阿胶汤主之。**

春温内陷，其为热多湿少明矣。热必伤阴，故立法以救阴为主。救阴之法，岂能出育阴坚阴两法外哉！此黄连之坚阴，阿胶之育阴，所以合而名汤也。从黄连者黄芩，从阿胶者生地、白芍也，炙草则统甘苦而并和之。此下三条，应列下焦，以与诸内陷并观，故列于此。

**加减黄连阿胶汤** 甘寒苦寒合化阴气法

黄连三钱 阿胶三钱 黄芩二钱 炒生地四钱 生白芍五钱 炙甘草一钱五分

水八杯，煮取三杯，分三次温服。

**九八、气虚下陷，门户不藏，加减补中益气汤主之。**

此邪少虚多，偏于气分之证，故以升补为主。

**加减补中益气汤** 甘温法

人参二钱 黄芪二钱 广皮一钱 炙甘草一钱 归身二钱 炒白芍三钱 防风五分 升麻三分

水八杯，煮取三杯，分三次温服。

**九九、内虚下陷，热利下重，腹痛，脉左小右大，加味白头**

翁汤主之。

此内虚湿热下陷，将成滞下之方。仲景厥阴篇谓热利下重者，白头翁汤主之。按热注下焦，设不差，必圊脓血。脉右大者，邪从上中而来，左小者，下焦受邪，坚结不散之象。故以白头翁无风而摇者，禀甲乙之气，透发下陷之邪，使之上出，又能有风而静，禀庚辛之气，清能除热，燥能除湿，湿热之积滞去而腹痛自止。秦皮得水木相生之气，色碧而气味苦寒，所以能清肝热。黄连得少阴水精，能清肠澼之热。黄柏得水土之精，渗湿而清热。加黄芩、白芍者，内陷之证，由上而中而下，且右手脉大，上中尚有余邪，故以黄芩清肠胃之热，兼清肌表之热。黄连、黄柏但走中下，黄芩则走中上，盖黄芩手足阳明、手太阴药也。白芍去恶血，生新血，且能调血中之气也。按仲景太阳篇，有表证未罢，误下而成协热下利之证，心下痞硬之寒证，则用桂枝人参汤。脉促之热证，则用葛根黄连黄芩汤，与此不同。

**加味白头翁汤方**　苦寒法

白头翁三钱　秦皮二钱　黄连二钱　黄柏二钱　白芍二钱　黄芩三钱

水八杯，煮取三杯，分三次服。

汪按：治痢之法，非通则涩，扼要在有邪无邪，阴阳气血浅深，久暂虚实之间，稍误则危，不可不慎也。又痢俱兼湿，例禁柔腻。温邪下痢者非。其有久痢阴虚，当摄纳阴液，或阴中阳虚，应用理阴煎等法者，属下焦。

徵按：滞下自利诸条，俱系下焦篇证，似不应列入中焦。要知致病之由，则自中焦而起，所以《金匮》方中只有黄芩汤，以治太阳少阳两经合病之下利，遂开万世治利之门。经云治病必求其本，此之谓也。

## 秋燥

**一百、燥伤胃阴，五汁饮主之，玉竹麦门冬汤亦主之。**

**五汁饮** 方法并见前

**玉竹麦门冬汤** 甘寒法

玉竹三钱 麦冬三钱 沙参二钱 生甘草一钱

水五杯，煮取二杯，分二次服。土虚者，加生扁豆，气虚者，加人参。

**百一、胃液干燥，外感已净者，牛乳饮主之。**

此以津血填津血法也。

**牛乳饮** 甘寒法

牛乳一杯

重汤炖熟，顿服之，甚者日再服。

**百二、燥证气血两燔者，玉女煎主之。**

**玉女煎方** 见上焦篇

汪按：燥证路径无多，故方法甚简。始用辛凉，继用甘凉，与温热相似。但温热传至中焦，间有当用寒苦者。燥证则惟喜柔润，最忌苦燥，断无用之之理矣。其有湿未退而燥已起，及上燥下湿，下燥上湿者，俱见湿门。

# 卷　三

# 下焦篇

汪瑟菴先生参订　吴瑭鞠通氏著
徵以园先生同参　受业姪嘉会校字
朱武曹先生点评　男　廷连同校

## 风温　温热　温疫　温毒　冬温

**一、风温、温热、温疫、温毒、冬温，邪在阳明久羁，或已下，或未下，身热面赤，口干舌燥，甚则齿黑唇裂，脉沉实者，仍可下之。脉虚大，手足心热甚于手足背者，加减复脉汤主之。**

温邪久羁中焦，阳明阳土，未有不克少阴癸水者，或已下而阴伤，或未下而阴竭。若实证居多，正气未至溃败，脉来沉实有力，尚可假手于一下，即《伤寒论》中急下以存津液之谓。若中无结粪，邪热少而虚热多，其人脉必虚，手足心主里，其热必甚于手足背之主表也。若再下其热，是竭其津而速之死也。故以复脉汤复其津液，阴复则阳留，庶可不至于死也。去参、桂、姜、枣之补阳，加白芍收三阴之阴，故云加减复脉汤。在仲景当日，治伤于寒者之结代，自有取于参、桂、姜、枣，复脉中之阳。今治伤于温者之阳亢阴竭，不得再补其阳也。用古法而不拘用古方，医者之化裁也。

**二、温病误表，津液被劫，心中震震，舌强神昏，宜复脉法复其津液，舌上津回则生。汗自出，中无所主者，救逆汤主之。**

误表动阳，心气伤则心震，心液伤则舌蹇，故宜复脉复其津液也。若伤之太甚，阴阳有脱离之象，复脉亦不胜任，则非救逆不可。

**三、温病耳聋，病系少阴，与柴胡汤者必死。六七日以后，宜复脉辈复其精。**

温病无三阳经证，却有阳明腑证、中焦篇已申明腑证之由矣。三阴脏证。盖脏者，藏也，藏精者也。温病最善伤精，三阴实当其冲。如阳明结则脾阴伤而不行，脾胃脏腑切近相连，夫累及妻，理固然也，有急下以存津液一法。土实则水虚，浸假而累及少阴矣，耳聋不卧等证是也。水虚则木强，浸假而累及厥阴矣，目闭痉厥等证是也。此由上及下，由阳入阴之道路，学者不可不知。按温病耳聋，《灵》《素》称其必死，岂少阳耳聋，竟至于死耶？经谓肾开窍于耳，脱精者耳聋，盖初则阳火上闭，阴精不得上承，清窍不通，继则阳亢阴竭，若再以小柴胡汤直升少阳，其势必至下竭上厥，不死何待！何时医悉以陶氏六书，统治四时一切病证，而不究心于《灵》《素》《难经》也哉！瑭于温病六七日以外，壮火少减，阴火内炽耳聋者，悉以复阴得效。曰宜复脉辈者，不过立法如此，临时对证，加减尽善，是所望于当其任者。

**四、劳倦内伤，复感温病，六七日以外不解者，宜复脉法。**

此两感治法也。甘能益气，凡甘皆补，故宜复脉。服二三帖后，身不热而倦甚，仍加人参。

**五、温病已汗而不得汗，已下而热不退，六七日以外，脉尚躁盛者，重与复脉汤。**

已与发汗而不得汗，已与通里而热不除，其为汗下不当可知。脉尚躁盛，邪固不为药衰，正气亦尚能与邪气分争，故须重与复脉，扶正以敌邪，正胜则生矣。

**六、温病误用升散，脉结代，甚则脉两至者，重与复脉，虽有他证，后治之。**

此留人治病法也，即仲景里急，急当救里之义。

**七、汗下后，口燥咽干，神倦欲眠，舌赤苔老，与复脉汤。**

在中焦下后与益胃汤，复胃中津液，以邪气未曾深入下焦。若口燥咽干，乃少阴之液，无以上供，神昏欲眠，有少阴但欲寐之象，故与复脉。

**八、热邪深入，或在少阴，或在厥阴，均宜复脉。**

此言复脉为热邪劫阴之总司也。盖少阴藏精，厥阴必待少阴精足而后能生，二经均可主以复脉者，乙癸同源也。

**加减复脉汤方**　甘润存津法

炙甘草六钱　干地黄六钱　按地黄三种用法：生地者，鲜地黄未晒干者也，可入药煮用，可取汁用，其性甘凉，上中焦用以退热存津。干地黄者，乃生地晒干，已为丙火炼过，去其寒凉之性，本草称其甘平。熟地制以酒与砂仁，九蒸九晒而成，是又以丙火丁火合炼之也，故其性甘温。奈何今人悉以干地黄为生地，北人并不知世有生地，佥谓干地黄为生地，而曰寒凉，指鹿为马，不可不辨。生白芍六钱　麦冬五钱，不去心　阿胶三钱　麻仁三钱　按柯韵伯谓旧传麻仁者误，当系枣仁，彼从心悸动三字中看出传写之误，不为无见。今治温热，有取于麻仁甘益气，润去燥，故仍从麻仁。

水八杯，煮取八分三杯，分三次服。剧者加甘草至一两，地黄、白芍八钱，麦冬七钱，日三夜一服。

**救逆汤方**　镇摄法

即于加减复脉汤内，去麻仁，加生龙骨四钱，生牡蛎八钱，煎如复脉法。脉虚大欲散者，加人参二钱。

**九、下后大便溏甚，周十二时三四行，脉仍数者，未可与复脉汤，一甲煎主之。服一二日，大便不溏者，可与一甲复脉汤。**

下后法当数日不大便，今反溏而频数，非其人真阳素虚，即下之不得其道，有亡阴之虑。若以复脉滑润，是以存阴之品，反为泻阴之用。故以牡蛎一味，单用则力大，既能存阴，又涩大便，且清在里之余热，一物而三用之。

**一甲煎**　咸寒兼涩法

生牡蛎二两，碾细

水八杯，煮取三杯，分温三服。

**一甲复脉汤方**

即于加减复脉汤内，去麻仁，加牡蛎一两。

**十、下焦温病，但大便溏者，即与一甲复脉汤。**

温病深入下焦劫阴，必以救阴为急务。然救阴之药多滑润，但见大便溏，不必待日三四行，即以一甲复脉法，复阴之中，预防泄阴之弊。

**十一、少阴温病，真阴欲竭，壮火复炽，心中烦，不得卧者，黄连阿胶汤主之。**

按前复脉法，为邪少虚多之治，其有阴既亏而实邪正盛，甘草即不合拍。心中烦，阳邪挟心阳独亢于上，心体之阴，无容留之地，故烦杂无奈。不得卧，阳亢不入于阴，阴虚不受阳纳，虽欲卧得乎？此证阴阳各自为道，不相交互，去死不远。故以黄芩从黄连，外泻壮火而内坚真阴。以芍药从阿胶，内护真阴而外扞亢阳。名黄连阿胶汤者，取一刚以御外侮，一柔以护内主之义也。其交关变化，神明不测之妙，全在一鸡子黄。前人训鸡子黄，佥谓鸡为巽木，得心之母气，色赤入心，虚则补母而已，理虽至当，殆未尽其妙。盖鸡子黄有地球之象，为血肉有情，生生不已，乃奠安中焦之圣品，有甘草之功能，而灵于甘草。其正中有孔，故能上通心气，下达肾气，居中以达两头，有莲子之妙用，其性和平，能使亢者不争，弱者得振。其气焦臭，故上补心，其味甘咸，故下补肾。再释家有地水风火之喻，此证大风一起，荡然无余，鸡子黄镇定中焦，通彻上下，合阿胶能预熄内风之震动也。然不知人身阴阳相抱之义，必未能识仲景用鸡子黄之妙，谨将人身阴阳生死寤寐图形，开列于后，以便学者入道有阶也（不知阴阳相抱之理，亦不知伤寒必当救阳，温病必当救阴之妙）。

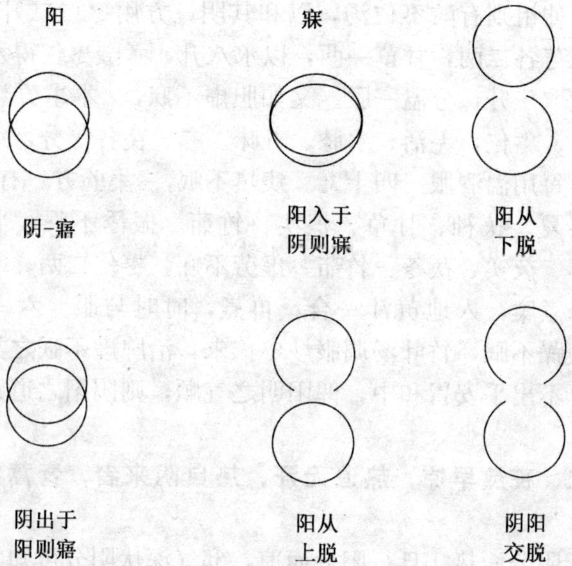


**黄连阿胶汤方** 苦甘咸寒法

黄连四钱　黄芩一钱　阿胶三钱　白芍一钱　鸡子黄二枚

水八杯，先煮三物，取三杯，去滓，内胶烊尽，再内鸡子黄，搅令相得，日三服。

徵按：此《金匮》治伤寒少阴病，二三日以上，心烦不得卧之祖方也。二三日以上，寒变热之时也。少阴多寐，以传经之阳邪灼阴，故不得卧，与少阴温病确乎相合。阳亢不入于阴，阴虚不受阳纳二语，虽倡自叶氏，然亦自经文卫气留于阳则阳气满，不得入于阴则阴气虚，故目不瞑而来，可为一切不寐之总纲。他如湿痰留于胃腑不寐，《内经》则有半夏汤以通其阳，其方则以千里外之流水扬万遍，取五升，炊以苇薪，沸则①秫米一升，半夏五合，炊至升半，去渣，饮汁一小杯，日三服，以知为度。虚

①则：医学大成本、1972 年人卫本后有一“内”字，义长。

烦不眠，仲祖则有酸枣仁汤，以和其阴，方用枣仁二升，知母、茯苓、川芎各二两，甘草一两，以水八升，煮酸枣仁得六升，内诸药，煮取三升，分温三服。又如胆虚不寐，《本事方》有鳖甲丸，鳖甲、枣仁、羌活、牛膝、五味、参、芪各等分，细末蜜丸桐子大，每用温酒服三四十丸。痰热不眠，《集验方》有温胆汤，橘红、半夏、茯神、甘草、枳实、竹茹。振悸不眠，半夏、陈皮、甘草、茯实、茯苓、竹茹。虚劳不寐，枣仁二两，碾末，同半夏二合煮糜，入地黄汁一合，再煮，时时与服。六一散加牛黄，治烦躁不眠，竹叶汤调服炒枣仁末，治脾虚不眠之类。条例甚多，总不出乎安胃和中，俾阳明之气顺，则阴阳之道路可通而已矣。

**十二、夜热早凉，热退无汗，热自阴来者，青蒿鳖甲汤[①]主之。**

夜行阴分而热，日行阳分而凉，邪气深伏阴分可知。热退无汗，邪不出表，而仍归阴分，更可知矣，故曰热自阴分而来，非上中焦之阳热也。邪气深伏阴分，混处气血之中，不能纯用养阴，又非壮火，更不得任用苦燥。故以鳖甲蠕动之物，入肝经至阴之分，既能养阴，又能入络搜邪。以青蒿芳香透络，从少阳领邪外出。细生地清阴络之热，丹皮泻血中之伏火。知母者，知病之母也，佐鳖甲、青蒿而成搜剔之功焉。再此方有先入后出之妙，青蒿不能直入阴分，有鳖甲领之入也，鳖甲不能独出阳分，有青蒿领之出也。

**青蒿鳖甲汤方[②]** 辛凉合甘寒法

青蒿二钱 鳖甲五钱 细生地四钱 知母二钱 丹皮三钱

水五杯，煮取二杯，日再服。

---

①汤：原无此字，据医学大成本、1972年人卫本及上下文补。

②青蒿鳖甲汤：与中焦篇八三条之青蒿鳖甲汤名同实异。

**十三、热邪深入下焦，脉沉数，舌干齿黑，手指但觉蠕动，急防痉厥，二甲复脉汤主之。**

此示人痉厥之渐也。温病七八日以后，热深不解，口中津液干涸，但觉手指掣动，即当防其痉厥，不必俟其已厥而后治也。故以复脉育阴，加入介属潜阳，使阴阳交纽，庶厥可不作也。

**二甲复脉汤方** 咸寒甘润法

即于加减复脉汤内，加生牡蛎五钱，生鳖甲八钱。

**十四、下焦温病，热深厥甚，脉细促，心中憺憺大动，甚则心中痛者，三甲复脉汤主之。**

前二甲复脉，防痉厥之渐，即痉厥已作，亦可以二甲复脉止厥。兹又加龟板，名三甲者，以心中大动，甚则痛而然也。心中动者，火以水为体，肝风鸱张，立刻有吸尽西江之势，肾水本虚，不能济肝而后发痉，既痉而水难猝补，心之本体欲失，故憺憺然而大动也（此心动与水停心下者相反。心为丁火，所恶者客水，而所喜者真水，故心与肾并主少阴也。一则水气上凌心，若薪炭之见水而爆沸也；一则水不济火，若游鱼之失水而腾跃也；一则通阳利水，一则潜阳补水，当于脉证辨之）。甚则痛者，阴维为病主心痛。此证热久伤阴，八脉丽于肝肾，肝肾虚而累及阴维，故心痛，非如寒气客于心胸之心痛，可用温通，故以镇肾气、补任脉、通阴维之龟板止心痛，合入肝搜邪之二甲，相济成功也。

**三甲复脉汤方** 同二甲汤法

即于二甲复脉汤内，加生龟板一两。

**十五、既厥且哕**俗名呃忒**，脉细而劲，小定风珠主之。**

温邪久踞下焦，烁肝液为厥，扰冲脉为哕，脉阴阳俱减则细，肝木横强则劲。故以鸡子黄实土而定内风，龟板补任谓任脉而镇冲脉，阿胶沉降补液而熄肝风，淡菜生于咸水之中而能淡，外偶内奇，有坎卦之象，能补阴中之真阳，其形翕阖，故又能潜真阳之上动。童便以浊液仍归浊道，用以为使也。名定风珠者，以鸡子黄宛如珠形，得巽木之精而能熄肝风，肝为巽木，巽为风也。龟亦有珠，具真武之德而镇震木，震为雷，在人为胆，雷动未有无风者，雷静而风亦静矣。亢阳直上巅顶，龙上于天也。制龙者，龟也，古者豢龙御龙之法，失传已久，其大要不出乎此（鳖名神守，亦此义）。

**小定风珠方** 甘寒咸法

鸡子黄一枚，生用　真阿胶二钱　生龟板六钱　童便一杯　淡菜三钱

水五杯，先煮龟板、淡菜得二杯，去滓，入阿胶，上火烊化，内鸡子黄，搅令相得，再冲童便，顿服之。

**十六、热邪久羁，吸烁真阴，或因误表，或因妄攻，神倦瘛疭，脉气虚弱，舌绛苔少，时时欲脱者，大定风珠主之。**

此邪气已去八九，真阴仅存一二之治也。观脉虚苔少可知，故以大队浓浊填阴塞隙，介属潜阳镇定，以鸡子黄一味，从足太阴下安足三阴，上济手三阴，使上下交合，阴得安其位，斯阳可立根基，俾阴阳有眷属一家之义，庶可不致绝脱欤。

**大定风珠方** 酸甘咸法

生白芍六钱　阿胶三钱　生龟板四钱　干地黄六钱　麻仁二钱　五味子二钱　生牡蛎四钱　麦冬六钱，连心　炙甘草四钱　鸡子黄二枚，生　鳖甲四钱，生

水八杯，煮取三杯，去滓，再入鸡子黄，搅令相得，分三次服。喘加人参，自汗者加龙骨、人参、小麦，悸者加茯神、人参、小麦。

**十七、壮火尚盛者，不得用定风珠、复脉。邪少虚多者，不得用黄连阿胶汤。阴虚欲痉者，不得用青蒿鳖甲汤。**

此诸方之禁也。前数方虽皆为存阴退热而设，其中有以补阴之品，为退热之用者，有一面补阴，一面搜邪者，有一面填阴，一面护阳者。各宜心领神会，不可混也。

**十八、痉厥神昏，舌短烦躁，手少阴证未罢者，先与牛黄紫雪辈，开窍搜邪，再与复脉汤存阴，三甲潜阳。临证细参，勿致倒乱。**

痉厥神昏，舌蹇烦躁，统而言之曰厥阴证。然有手经足经之分，在上焦以清邪为主，清邪之后，必继以存阴。在下焦以存阴为主，存阴之先，若邪尚有余，必先以搜邪。手少阴证未罢，如寸脉大，口气重，颧赤，白睛赤，热壮之类。

**十九、邪气久羁，肌肤甲错，或因下后邪欲溃，或因存阴得液蒸汗，正气已虚，不能即出，阴阳互争而战者，欲作战汗也，复脉汤热饮之。虚盛者加人参，肌肉尚盛者，但令静，勿妄动也。**

按伤寒汗解，必在下前，温病多在下后。缚解而后得汗，诚有如吴又可所云者。凡欲汗者，必当先烦，乃有汗而解。若正虚邪重，或邪已深入下焦，得下后里通，或因津液枯燥，服存阴药，液增欲汗，邪正努力纷争，则作战汗，战之得汗则生，汗不得出则死。此系生死关头，在顷刻之间。战者，阳极而似阴也。肌肤业已甲错，其津液之枯燥，固不待言，故以复脉加人参，助其一臂之力，送汗出表。若其人肌肤尚厚，未至大虚者，无取复脉之助正，但当听其自然，勿事骚扰可耳，次日再议补阴未迟（以上十九条，立法虽多，而一以存阴退热为主）。

**二十、时欲漱口不欲咽，大便黑而易者，有瘀血也，犀角地黄汤主之。**

邪在血分，不欲饮水，热邪燥液口干，又欲求救于水，故但欲漱口，不欲咽也。瘀血溢于肠间，血色久瘀则黑，血性柔润，故大便黑而易也。犀角味咸，入下焦血分以清热，地黄去积聚而补阴，白芍去恶血生新血，丹皮泻血中伏火，此畜①血自得下

①畜：医学大成本作“蓄”。

行，故用此轻剂以调之也。

**犀角地黄汤方** 甘咸微苦法

干地黄一两 生白芍三钱 丹皮三钱 犀角三钱

水五杯，煮取二杯，分二次服，渣再煮一杯服。

**二十一、少腹坚满，小便自利，夜热昼凉，大便闭，脉沉实者，畜血也，桃仁承气汤主之，甚则抵当汤。**

（以上两条①，法稍变，一则为阴亏畜血而设，补中有泻；一则为邪多畜血而设，重在攻邪，以泻为补）

少腹坚满，法当小便不利，今反自利，则非膀胱气闭可知。夜热者，阴热也。昼凉者，邪气隐伏阴分也。大便闭者，血分结也，故以桃仁承气通血分之闭结也。若闭结太甚，桃仁承气不得行，则非抵当不可。然不可轻用，不得不备一法耳。

**桃仁承气汤方** 苦辛咸寒法

大黄五钱 芒硝二钱 桃仁三钱 当归三钱 芍药三钱 丹皮三钱

水八杯，煮取三杯，先服一杯，得下止后服。不知，再服。

**抵当汤方** 飞走攻络苦咸法

大黄五钱 虻虫二十枚，炙干为末 桃仁五钱 水蛭五分，炙干为末

水八杯，煮取三杯，先服一杯，得下止后服。不知，再服。

**二十二、温病脉法当数，今反不数而濡小者，热撤里虚也。里虚下利稀水，或便脓血者，桃花汤主之。**

温病之脉本数，因用清热药撤其热，热撤里虚，脉见濡小，下焦空虚则寒，即不下利，亦当温补，况又下利稀水脓血乎！故用少阴自利，关闸不藏，堵截阳明法。

**桃花汤方** 甘温兼涩法

赤石脂一两，半整用煎，半为细末调 炮姜五钱 白粳米二合

---

①以上两条：医学大成本作“比上一条”。

水八杯，煮取三杯，去渣，入石脂末一钱五分，分三次服。若一服愈，余勿服。虚甚者加人参。

**二十三、温病七八日以后，脉虚数，舌绛苔少，下利日数十行，完谷不化，身虽热者，桃花粥主之。**

（以上两条，大略相似，其中有移步换形之妙，学者留心）

上条以脉不数而濡小，下利稀水，定其为虚寒而用温涩。此条脉虽数而日下数十行，至于完谷不化，其里邪已为泄泻下行殆尽。完谷不化，脾阳下陷，火灭之象，脉虽数而虚，苔化而少，身虽余热未退，亦虚热也，纯系关闸不藏见证，补之稍缓则脱，故改桃花汤为粥，取其逗留中焦之意。此条认定完谷不化四字要紧。

**桃花粥方** 甘温兼涩法

人参三钱 炙甘草三钱 赤石脂六钱，细末 白粳米二合

水十杯，先煮参、草得六杯，去渣，再入粳米煮得三杯，纳石脂末三钱，顿服之。利不止，再服第二杯，如上法，利止停后服。或先因过用寒凉，脉不数，身不热者，加干姜三钱。

汪按：前一甲煎为下后滑泄者设，此二方为阳虚而关闸撤者设，当审证用之。此外有虽下利而邪未净，如热结旁流之类，仍当下。及热利下重，当用苦寒坚阴，如白头翁汤、芩芍汤之类者。各有本条，不在此例，不可误用。其湿温、疟、痢等证，有当兼用升提者，又一例。

邪热不杀谷，亦有完谷一证，不可不慎。当于脉之虚实，并兼现之证辨之。

**二十四、温病少阴下利，咽痛胸满心烦者，猪肤汤主之。**

此《伤寒论》原文。按温病热入少阴，逼液下走，自利咽痛，亦复不少，故采录于此。柯氏云少阴下痢，下焦虚矣。少阴脉循喉咙，其支者出络心，注胸中，咽痛胸满心烦者，肾火不藏，循经而上走于阳分也。阳并于上，阴并于下，火不下交于

肾，水不上承于心，此未济之象。猪为水畜而津液在肤，用其肤以除上浮之虚火。佐白蜜、白粉之甘，泻心润肺而和脾，滋化源，培母气，水升火降，上热自除，而下利自止矣。

**猪肤汤方**　甘润法

猪肤一斤，用白皮，从内刮去肥，令如纸薄

右一味，以水一斗，煮取五升，去渣，加白蜜一升，白米粉五合，熬香，和令相得。

**二十五、温病少阴咽痛者，可与甘草汤，不差者，与桔梗汤。**

柯氏云：但咽痛而无下利、胸满、心烦等证，但甘以缓之足矣。不差者，配以桔梗，辛以散之也。其热微，故用此轻剂耳。

**甘草汤方**　甘缓法

甘草二两

右一味，以水三升，煮取一升半，去渣，分温再服。

**桔梗汤方**　苦辛甘开提法

甘草二两　桔梗二两

法同前。

**二十六、温病入少阴，呕而咽中伤，生疮不能语，声不出者，苦酒汤主之。**

（以上三条均系咽痛，其中又有分别）

王氏晋三云：苦酒汤治少阴水亏不能上济君火，而咽生疮声不出者。疮者，疳也。半夏之辛滑，佐以鸡子清之甘润，有利窍通声之功，无燥津涸液之虑。然半夏之功能，全赖苦酒摄入阴分，劫涎敛疮，即阴火沸腾，亦可因苦酒而降矣，故以为名。

**苦酒汤方**　酸甘微辛法

半夏二钱，制　鸡子一枚，去黄，内上苦酒鸡子壳中

右二味，内半夏着苦酒中，以鸡子壳置刀环中，安火上，令三沸，去渣，少少含咽之。不差，更作三剂。

徵按：醋能开胃散水，敛热解毒，局方消暑丸尝以之煮半夏，亦此意也。

**二十七、妇女温病，经水适来，脉数耳聋，干呕烦渴，辛凉退热，兼清血分，甚至十数日不解，邪陷发痉者，竹叶玉女煎主之。**

此与两感证同法。辛凉解肌，兼清血分者，所以补上中焦之未备。甚至十数日不解，邪陷发痉，外热未除，里热又急，故以玉女煎加竹叶，两清表里之热。

**竹叶玉女煎方** 辛凉合甘寒微苦法

生石膏六钱　干地黄四钱　麦冬四钱　知母二钱　牛膝二钱　竹叶三钱

水八杯，先煮石膏、地黄得五杯，再入余四味，煮成二杯。先服一杯，候六时覆之。病解停后服，不解再服。上焦用玉女煎去牛膝者，以牛膝为下焦药，不得引邪深入也。兹在下焦，故仍用之。

**二十八、热入血室，医与两清气血，邪去其半，脉数，余邪不解者，护阳和阴汤主之。**

此系承上条而言之也。大凡体质素虚之人，驱邪及半，必兼护养元气，仍佐清邪，故以参、甘护元阳，而以白芍、麦冬、生地和阴清邪也。

**护阳和阴汤方** 甘凉甘温复法，偏于甘凉即复脉汤法也

白芍五钱　炙甘草二钱　人参二钱　麦冬二钱，连心炒　干地黄三钱，炒

水五杯，煮取二杯，分二次温服。

**二十九、热入血室，邪去八九，右脉虚数，暮微寒热者，加减复脉汤仍用参主之。**

此热入血室之邪少虚多，亦以复脉为主法。脉右虚数，是邪不独在血分，故仍用参以补气。暮微寒热，不可认作邪实，乃气血俱虚，营卫不和之故。

**加减复脉汤仍用参方**

即于前复脉汤内，加人参三钱。

**三十、热病经水适至，十余日不解，舌痿饮冷，心烦热，神气忽清忽乱，脉右长左沉，瘀热在里也，加减桃仁承气汤主之。**

前条十数日不解，用玉女煎者，以气分之邪尚多，故用气血两解。此条以脉左沉，不与右之长同，而神气忽乱，定其为畜血，故以逐血分瘀热为急务也。

**加减桃仁承气汤方** 苦辛走络法

大黄三钱，制 桃仁三钱，炒 细生地六钱 丹皮四钱 泽兰二钱 人中白二钱（即上第二十一条方，去芒硝、归、芍，而易以生地、泽兰、人中白也）

水八杯，煮取三杯，先服一杯，候六时，得下黑血，下后神清渴减，止后服。不知，渐进。

按邵新甫云：考热入血室，《金匮》有五法：第一条主小柴胡，因寒热而用，虽经水适断，急提少阳之邪，勿令下陷为最。第二条伤寒发热，经水适来，已现昼明夜剧，谵语见鬼，恐人认阳明实证，故有无犯胃气及上二焦之戒。第三条中风寒热，经水适来，七八日脉迟身凉，胸胁满如结胸状，谵语者，显无表证，全露热入血室之候，自当急刺期门，使人知针力比药力尤捷。第四条阳明病下血谵语，但头汗出，亦为热入血室，亦刺期门，汗出而愈。第五条明其一证而有别因为害，如痰潮上脘，昏冒不知，当先化其痰，后除其热（第五条非另列一法也，总承上四条而分缓急之治。一证云者，言其或单有表证之寒热，或单有里证之谵语、结胸等证，而又有别因为害，则当从其急者先治之）。仲景教人当知变通，故不厌推广其义。乃今人一遇是证，不辨热入之轻重，血室之盈亏，遽与小柴胡汤，贻害必多。要之热甚而血瘀者，与桃仁承气及山甲、归尾之属。血舍空而热者，用犀角地黄汤，加丹参、木通之属。邪表未尽，而表证仍兼者，不妨借温通为使。血结胸，有桂枝红花汤，参入海蛤、桃仁之治。昏狂甚，进牛黄膏，调入清气化结之煎。再观叶案中有两解气血燔蒸之玉女煎法，热甚阴伤，有育阴养气之复脉法，又有护阴涤热之缓攻法。先圣后贤，其治条分缕析，学者审证定方，慎毋拘乎柴胡一法也（此段最宜著眼，证同而治不同者，全在几希之间耳）。

**三十一、温病愈后，嗽稀痰而不咳，彻夜不寐者，半夏汤主之。**

此中焦阳气素虚之人，偶感温病，医以辛凉甘寒，或苦寒清温热，不知十衰七八之戒，用药过剂，以致中焦反停寒饮，令胃不和，故不寐也。《素问》云胃不和则卧不安，饮以半夏汤，覆杯则寐。盖阳气下交于阴则寐，胃居中焦，为阳气下交之道路，中寒饮聚，致令阳气欲下交而无路可循，故不寐也。半夏逐痰饮而和胃，秫米秉燥金之气而成，故能补阳明燥气之不及而渗其饮，饮退则胃和，寐可立至，故曰覆杯则寐也。

**半夏汤方** 辛甘淡法

半夏八钱，制　秫米二两　即俗所谓高粮是也，古人谓之稷，今或名为芦稷，如南方难得，则以薏仁代之。

水八杯，煮取三杯，分三次温服。

汪案①：不寐之因甚多，有阴虚不受阳纳者，有阳亢不入阴者，有胆热者，有肝用不足者，有心气虚者，有心液虚者，有跻脉不和者，有痰饮扰心者。温热病中，往往有兼不寐者，各察其因而治之，斯不误矣。

**三十二、饮退得寐，舌滑，食不进者，半夏桂枝汤主之。**

此以胃腑虽和，营卫不和，阳未卒复，故以前半夏汤合桂枝汤，调其营卫，和其中阳，自能食也。

**半夏桂枝汤方** 辛温甘淡法

①案：叶氏重锓本、医学大成本作“按”。下三十四条“汪案”同此。

半夏六钱 秫米一两 白芍六钱 桂枝四钱 虽云桂枝汤，却用小建中汤法，桂枝少于白芍者，表里异治也 炙甘草一钱 生姜三钱 大枣二枚，去核

水八杯，煮取三杯，分温三服。

**三十三、温病解后，脉迟，身凉如水，冷汗自出者，桂枝汤主之。**

此亦阳气素虚之体质，热邪甫退，即露阳虚，故以桂枝汤复其阳也。

**桂枝汤方** 见上焦篇。但此处用桂枝，分量与芍药等，不必多于芍药也，亦不必啜粥再令汗出，即仲景以桂枝汤小和之法是也。

**三十四、温病愈后，面色萎黄，舌淡，不欲饮水，脉迟而弦，不食者，小建中汤主之。**

此亦阳虚之质也，故以小建中小小建其中焦之阳气，中阳复则能食，能食则诸阳皆可复也。

**小建中汤方** 甘温法

白芍六钱，酒炒 桂枝四钱 甘草三钱，炙 生姜三钱 大枣二枚，去核 胶饴五钱

水八杯，煮取三杯，去渣，入胶饴，上火烊化，分温三服。

汪案：温热病，虑涸其阴，湿温病，虑虚其阳。病后调理，温热当以滋阴为法，甘凉或佐甘酸。湿温当以扶阳为法，甘温或佐辛甘。不可错误。热病解后，脉静身凉，然而炎威虽退，余焰犹存，略予甘温，燎原复炽，饮食尚能助邪，况参、术、姜、桂及二陈之类乎！但体质不同，或平素阳虚，或寒凉过当，邪去正衰，不扶其阳，则气立孤危，故列益阳数法于右，以备采用。所谓有者求之，无者求之，学者固不可不知有此法。然非见之真确，断不可冒昧轻投也。寒湿湿温，病后化燥，有当用凉润者，可以隅反。

**三十五、温病愈后，或一月至一年，面微赤，脉数暮热，常**

**思饮，不欲食者，五汁饮主之，牛乳饮亦主之。病后肌肤枯燥，小便溺管痛，或微燥咳，或不思食，皆胃阴虚也，与益胃五汁辈。**

前复脉等汤，复下焦之阴，此由中焦胃用之阴不降，胃体之阳独亢，故以甘润法救胃用，配胃体，则自然欲食，断不可与俗套开胃健食之辛燥药，致令燥咳成痨也。

（以上五条，皆温热病后之余证）

**五汁饮、牛乳饮方**　并见前秋燥门

**益胃汤**　见中焦篇

按吴又可云，病后与其调理不善，莫若静以待动，是不知要领之言也。夫病后调理，较易于治病，岂有能治病，反不能调理之理乎？但病后调理，不轻于治病，若其治病之初，未曾犯逆，处处得法，轻者三五日而解，重者七八日而解。解后无余邪，病者未受大伤，原可不必以药调理，但以饮食调理足矣，经所谓食养尽之是也。若病之始受既重，医者又有误表、误攻、误燥、误凉之弊，遗殃于病者之气血，将见外感变而为内伤矣。全赖医者善补其过，谓未犯他医之逆，或其人阳素虚，阴素亏，或前因邪气大盛，攻剂不得不重，或本虚邪不能张，须随清随补之类。而补人之过，谓已犯前医之治逆。退杀气，谓余邪或药伤。迎生气，或养胃阴，或护胃阳，或填肾阴，或兼固肾阳，以迎其先后天之生气。活人于万全，岂得听之而已哉？万一变生不测，推委于病者之家，能不愧于心乎！至调理大要，温病后一以养阴为主，饮食之坚硬浓厚者，不可骤进。间有阳气素虚之体质，热病一退，即露旧亏，又不可固执养阴之说，而灭其阳火。故本论中焦篇列益胃、增液、清燥等汤，下焦篇列复脉、三甲、五汁等复阴之法，乃热病调理之常理也。下焦篇又列建中、半夏、桂枝数法，以为阳气素虚，或误伤凉药之用，乃其变也。经所谓有者求之，无者求之，微者责之，盛者责之。全赖司其任者，心诚求之也。

## 暑温①

**三十六、暑邪深入少阴消渴者，连梅汤主之。入厥阴麻痹者，连梅汤主之。心热烦躁，神迷甚者，先与紫雪丹，再与连梅汤。**

肾主五液而恶燥，暑先入心，助心火独亢于上，肾液不供，故消渴也。再心与肾均为少阴，主火，暑为火邪，以火从火，二火相搏，水难为济，不消渴得乎？以黄连泻壮火，使不烁津，以乌梅之酸以生津，合黄连酸苦为阴，以色黑沉降之阿胶救肾水，麦冬、生地合乌梅酸甘化阴，庶消渴可止也。肝主筋而受液于肾，热邪伤阴，筋经无所秉受，故麻痹也。再包络与肝均为厥阴，主风木，暑先入心，包络代受，风火相搏，不麻痹得乎（大凡麻痹，皆气不运行之故，暑温则壮火食气，壮火散气，故麻痹也）？以黄连泻克水之火，以乌梅得木气之先，补肝之正，阿胶增液而熄肝风，冬、地补水以柔木，庶麻痹可止也。心热烦躁，神迷甚，先与紫雪丹者，开暑邪之出路，俾梅连有入路也。

**连梅汤方**　酸甘化阴酸苦泄热法

云连二钱　乌梅三钱，去核　麦冬三钱，连心　生地三钱　阿胶二钱

水五杯，煮取二杯，分二次服。脉虚大而芤者，加人参。

**三十七、暑邪深入厥阴，舌灰，消渴，心下板实，呕恶吐蛔，寒热，下利血水，甚至声音不出，上下格拒者，椒梅汤主之。**

此土败木乘，正虚邪炽，最危之候。故以酸苦泄热，辅正驱邪立法，据理制方，冀其转关耳。

---

① 暑温：叶氏重锓本、医学大成本、1972年人卫本后有“伏暑”二字。

**椒梅汤方**　酸苦复辛甘法，即仲景乌梅圆法也，方义已见中焦篇（此方自乌梅圆化出，较之连梅，有一刚一柔之分）

黄连二钱　黄芩二钱　干姜二钱　白芍三钱，生　川椒三钱，炒黑　乌梅三钱，去核　人参二钱　枳实一钱五分　半夏二钱

水八杯，煮取三杯，分三次服。

**三十八、暑邪误治，胃口伤残，延及中下，气塞填胸，躁乱口渴，邪结内踞，清浊交混者，来复丹主之。**

此正气误伤于药，邪气得以窃据于中，固结而不可解，攻补难施之危证，勉立旋转清浊一法耳。

**来复丹方**　酸温法

太阴元精石一两　舶上硫黄一两　硝石一两，同硫黄为末，微火炒结砂子大　橘红二钱　青皮二钱，去白　五灵脂二钱，澄去砂，炒令烟尽

方论：晋三王氏云：《易》言一阳来复于下，在人则为少阳生气所出之脏。病上盛下虚，则阳气去，生气竭，此丹能复阳于下，故曰来复。元精石乃盐卤至阴之精，硫黄乃纯阳石火之精，寒热相配，阴阳互济，有扶危拯逆之功。硝石化硫为水，亦可佐元、硫以降逆。灵脂引经入肝最速，能引石性内走厥阴，外达少阳，以交阴阳之枢纽。使以橘红、青皮者，纳气必先利气，用以为肝胆之向导也。

**三十九、暑邪久热，寝不安，食不甘，神识不清，阴液元气两伤者，三才汤主之。**

凡热病久入下焦，消烁真阴，必以复阴为主，其或元气亦伤，又必兼护其阳。三才汤两复阴阳，而偏于复阴为多者也。温热温疫未传，邪退八九之际，亦有用处。暑温未传，亦有用复脉、三甲、黄连阿胶等汤之处，彼此互参，勿得偏执。盖暑温不列于诸温之内，而另立一门者，以后夏至为病暑，湿气大动，不兼湿不得名暑温，仍归温热门矣。既兼湿，则受病之初，自不得

与诸温同法。若病至末[1]传，湿邪已化，惟余热伤之际，其大略多与诸温同法。其不同者，前后数条，已另立法矣。

**三才汤方** 甘凉法

人参三钱 天冬二钱 干地黄五钱

水五杯，浓煎两杯，分二次温服。欲复阴者，加麦冬、五味子。欲复阳者，加茯苓、炙甘草。

**四十、畜血，热入血室，与温热同法。**

**四十一、伏暑湿温胁痛，或咳或不咳，无寒，但潮热，或竟寒热如疟状，不可误认柴胡证，香附旋覆花汤主之。久不解者，间用控涎丹**（此证亦有兼眩冒、欲渴、欲呕，或有时烦躁者）。

按伏暑湿温，积留支饮，悬于胁下，而成胁痛之证甚多，即《金匮》水在肝而用十枣之证。彼因里水久积，非峻攻不可。此因时令之邪，与里水新搏，其根不固，不必用十枣之太峻，只以香附、旋覆，善通肝络而逐胁下之饮，苏子、杏仁降肺气而化饮，所谓建金以平木。广皮、半夏消痰饮之正，茯苓、薏仁开太阳而阖阳明。所谓治水者必实土，中流涨者开支河之法也。用之得当，不过三五日自愈。其或前医不识病因，不合治法，致使水无出路，久居胁下，恐成悬饮内痛之证，为患非轻。虽不必用十枣之峻，然不能出其范围，故改用陈无择之控涎丹，缓攻其饮。

**香附旋覆花汤方** 苦辛淡合芳香开络法

生香附三钱 旋覆花三钱，绢包 苏子霜三钱 广皮二钱 半夏五钱 茯苓块三钱 薏仁五钱

水八杯，煮取三杯，分三次温服。腹满者，加厚朴，痛甚者，加降香末。

**控涎丹方** 苦寒从治法。痰饮，阴病也，以苦寒治阴病，所谓求其属以衰之是也。按肾经以脏而言，属水，其味咸，其气寒。以经而言，属少阴，主火，其

---

[1]末：医学大成本作“未”。

味苦，其气化燥热。肾主水，故苦寒为水之属，不独咸寒为水之属也。盖真阳藏之于肾，故肾与心并称少阴，而并主火也，知此理则知用苦寒、咸寒之法矣。泻火之有余用苦寒，寒能制火，苦从火化，正治之中亦有从治。泻水之太过，亦用苦寒，寒从水气，苦从火味，从治之中亦有正治，所谓水火各造其偏之极，皆相似也。苦咸寒治火之有余，水之不足为正治。亦有治水之有余火之不足者，如介属芒硝并能行水，水行则火复，乃从治也。

甘遂去心，制　大戟去皮，制　白芥子

右等分为细末，神曲糊为丸，梧子大，每服九丸，姜汤下。壮者加之，羸者减之，以知为度（以上暑温六条）。

## 寒　湿便血咳嗽疝瘕附

**四十二、湿之为物也，在天之阳时为雨露，阴时为霜雪，在山为泉，在川为水，包含于土中者为湿。其在人身也，上焦与肺合，中焦与脾合，其流于下焦也，与少阴癸水合。**

此统举湿在天地人身之大纲。异出同源，以明土为杂气，水为天一所生，无处不合者也（为湿立案，语妙千古①，不言寒者，寒本于湿，言湿而寒在其中矣）。上焦与肺合者，肺主太阴湿土之气，肺病湿则气不得化，有霧雾之象，向之火制金者，今反水克火矣，故肺病而心亦病也。观《素问》寒水司天之年，则曰阳气不令，湿土司天之年，则曰阳光不治自知，故上焦一以开肺气，救心阳为治。中焦与脾合者，脾主湿土之质，为受湿之区，故中焦湿证最多。脾与胃为夫妻，脾病而胃不能独治，再胃之脏象为土，土恶湿也。故开沟渠，运中阳，崇刚土，作堤防之治，悉载中焦。上中不治，其势必流于下焦，《易》曰水流湿，《素问》曰湿伤于下。下焦乃少阴癸水，湿之质即水也，焉得不与肾水相合。吾见湿流下焦，邪水旺一分，正水反亏一分，正愈亏而邪愈旺，不可

①为湿立案，语妙千古：医学大成本作“为湿立论，语妙其方”。

为矣。夫肾之真水，生于一阳，坎中满也，故治少阴之湿，一以护肾阳，使火能生土为主。肾与膀胱为夫妻，泄膀胱之积水，从下治，亦所以安肾中真阳也。脾为肾之上游，升脾阳，从上治，亦所以使水不没肾中真阳也。其病厥阴也奈何？盖水能生木，水太过，木反不生，木无生气，自失其疏泄之任，经有风湿交争，风不胜湿之文，可知湿土太过，则风木亦有不胜之时。故治厥阴之湿，以复其风木之本性，使能疏泄为主也。

本论原以温热为主，而类及于四时杂感。以宋元以来，不明仲景伤寒一书专为伤寒而设，乃以伤寒一书，应四时无穷之变，殊不合拍，遂至人著一书，而悉以伤寒名书。陶氏则以一人而屡著伤寒书，且多立妄诞不经名色，使后世学者，如行昏雾之中，涉不自觉其身之坠于渊也。今胪列四时杂感，春温夏热，长夏暑湿，秋燥冬寒，得其要领，效如反掌。夫春温、夏热、秋燥，所伤皆阴液也，学者苟能时时预护，处处隄防，岂复有精竭人亡之虑（燥亦有伤阳者，详见①杂说）？伤寒所伤者，阳气也，学者诚能保护得法，自无寒化热而伤阴，水负火而难救之虞。即使有受伤处，临证者知何者当护阳，何者当救阴，何者当先护阳，何者当先救阴，因端竟委，可备知终始而超道妙之神。瑭所以三致意者，乃在湿温一证。盖土为杂气，寄旺四时，藏垢纳污，无所不受，其间错综变化，不可枚举。其在上焦也，如伤寒；其在下焦也，如内伤；其在中焦也，或如外感，或如内伤。至人之受病也，亦有外感，亦有内伤，使学者心摇目眩，无从捉摸。其变证也，则有湿痺、水气、咳嗽、痰饮、黄汗、黄瘅、肿胀、疟疾、痢疾、淋症、带症、便血、疝气、痔疮、痈脓等证，较之风火燥寒四门之中，倍而又倍，苟非条分缕析，体贴入微，未有不张冠李戴者。

---

①见：医学大成本作“在”。

汪案：近代俗医，皆以伤寒法治温热暑燥，入手妄用表散，末后又误认虚劳，妄行补阴补阳，以至生民夭枉，此书所为作也。若湿温之症，则又不然，世有粗工，稍知热病，一遇湿温，亦以温热之法施之，较之误认温热为伤寒者，厥罪惟均①。盖湿温一症，半阴半阳，其反复变迁，不可穷极，而又絪缊粘腻，不似伤寒之一表即解，温热之一清即愈，施治之法，万绪千端，无容一毫执著。篇中所述，亦只举其一隅，学者务宜勤求古训，精研理气，而后能贯通融会，泛应不穷。经云知其要者，一言而终，不知其要，流散无穷，是在潜心深造者矣。

**四十三、湿久不治，伏足少阴，舌白身痛，足跗浮肿，鹿附汤主之**（此治湿伤肾证一法）。

湿伏少阴，故以鹿茸补督脉之阳。督脉根于少阴，所谓八脉丽于肝肾也。督脉总督诸阳，此阳一升，则诸阳听令。附子补肾中真阳，通行十二经，佐之以菟丝，凭空行气而升发少阴，则身痛可休。独以一味草果，温太阴独胜之寒以醒脾阳，则地气上蒸，天气之白苔可除。且草果，子也，凡子皆达下焦。以茯苓淡渗，佐附子开膀胱，小便得利，而跗肿可愈矣。

**鹿附汤方**　苦辛咸法

鹿茸五钱　附子三钱　草果一钱　菟丝子三钱　茯苓五钱

水五杯，煮取二杯，日再服，渣再煮一杯服。

**四十四、湿久脾阳消乏，肾阳亦惫者，安肾汤主之**（此治湿伤脾而并及于肾者又一法）。

凡肾阳惫者，必补督脉，故以鹿茸为君，附子、韭子等补肾中真阳，但以苓、术二味渗湿而补脾阳，釜底增薪法也（其曰安肾者，肾以阳为体，体立而用安矣）。

**安肾汤方**　辛甘温法

---

①此处医学大成本、1972 年人卫本有眉批朱评“学者宜细心分别”。

鹿茸三钱　胡芦巴三钱　补骨脂三钱　韭子一钱　大茴香二钱　附子二钱　茅术二钱　茯苓三钱　兔丝子三钱

水八杯，煮取三杯，分三次服。大便溏者，加赤石脂。久病恶汤者，可用二十分作丸。

**四十五、湿久伤阳，痿弱不振，肢体麻痺，痔疮下血，术附姜苓汤主之**（此治湿伤脾肾两阳，由脏而及于腑者）。

按痔疮有寒湿、热湿之分，下血亦有寒湿、热湿之分，本论不及备载。但载寒湿痔疮下血者，以世医但知有热湿痔疮下血，悉以槐花、地榆从事，并不知有寒湿之因，畏姜、附如虎，故因下焦寒湿而类及之，方则两补脾肾两阳也。

**术附姜苓汤方**　辛温苦淡法

生白术五钱　附子三钱　干姜三钱　茯苓五钱

水五杯，煮取二杯，日再服。

**四十六、先便后血，小肠寒湿，黄土汤主之**（此治湿伤腑阳而并及于脏阴者）。

此因上条而类及，以补偏救弊也，义见前条注下。前方纯用刚者，此方则以刚药健脾而渗湿，柔药保肝肾之阴而补丧失之血，刚柔相济，又立一法，以开学者门径。后世黑地黄丸法，盖仿诸此。

**黄土汤方**　甘苦合用刚柔互济法

甘草三两　干地黄三两　白术三两　附子三两，炮　阿胶三两　黄芩三两　灶中黄土半斤

水八升，煮取二升，分温二服。分量、服法悉录古方，未敢增减，用者自行斟酌可也。

徵按：李东垣云：古之方剂分量，与今不同。云一升，即今之大白盏也。曰字，二分半也。铢，四分也。四字曰钱，十分也。二十四铢为一两。云三两，即今之二两。云一两，即今之六钱半也。云一升，即二合半也。古之一两，今用六钱可也。以上

所用古方，俱可类推。

**四十七、秋湿内伏，冬寒外加，脉紧无汗，恶寒身痛，喘咳稀痰，胸满舌白滑，恶水不欲饮，甚则倚息不得卧，腹中微胀，小青龙汤主之。脉数有汗，小青龙去麻辛主之。大汗出者，倍桂枝减干姜加麻黄根。**

此条以经有秋伤于湿，冬生咳嗽之明文，故补三焦饮症数则，略示门径（此治秋湿至冬而发，移步换形法）。按经谓秋伤于湿者，以长夏湿土之气，介在秋夏之间，七月大火西流，月建申，申者，阳气毕伸也。湿无阳气不发，阳伸之极，湿发亦重，人感此而至冬日寒水司令，湿水同体，相搏而病矣（明乎此方①可与之言经，从来注家，孰论及此）。喻氏擅改经文，谓湿曰燥者，不明六气运行之道，如大寒，冬令也，厥阴气至而纸鸢起矣。四月，夏令也，古谓首夏犹清和，俗谓四月为麦秀寒，均谓时虽夏令，风木之气，犹未尽灭也。他令仿此。至于湿土寄旺四时，虽在冬令，朱子谓将大雨雪，必先微温。盖微温则阳气通，阳通则湿行，湿行而雪势成矣，况秋日竟无湿气乎？此其间有说焉。经所言之秋，指中秋以前而言，秋之前半截也。喻氏所指之秋，指秋分以后而言，秋之后半截也（此一段，使喻氏复起②，当亦为之心折矣）。古脱燥论，盖世远年湮，残缺脱简耳。喻氏补论诚是，但不应擅改经文，竟崇己说，而不体之日月运行，寒暑倚伏之理与气也（眼前都是至理，不明乎今者，不可与之言古）。喻氏学问诚高，特霸气未消，其温病论亦犯此病。学者遇咳嗽之证，兼合脉色，以详察其何因，为湿为燥，为风为火，为阴虚，为阳弱，为前候伏气，为现行时令，为外感而发动内伤，为内伤而招引外感，历历分明。或当用温用凉，用补用泻，或寓补于泻，或寓泻于补，择用先师何

①方：医学大成本作“言”。
②此一段，使喻氏复起：医学大成本作“此言虽使喻氏复起”。

法何方，妙手空空，毫无成见，因物付物，自无差忒矣。即如此症，以喘咳痰稀，不欲饮水，胸满腹胀，舌白，定其为伏湿痰饮所致。以脉紧无汗，为遇寒而发，故用仲景先师辛温甘酸之小青龙，外发寒而内蠲饮，龙行而火随，故寒可去。龙动而水行，故饮可蠲（用青龙汤者，知此义①否）。以自汗脉数，此因饮邪上冲肺气之数，不可认为火数。为遇风而发，不可再行误汗伤阳，使饮无畏忌，故去汤中之麻黄、细辛，发太阳、少阴之表者（非真寒伤太阳经者，不可用麻黄、细辛）。倍桂枝以安其表，汗甚则以麻黄根收表疏之汗。夫根有归束之义，麻黄能行太阳之表，即以其根归束太阳之气也。大汗出，减干姜者，畏其辛而致汗也。有汗去麻、辛，不去干姜者，干姜根而中实，色黄而圆，土象也，土性缓。不比麻黄干而中空，色青而直，木象也，木性急，干姜岂性缓药哉！较之麻黄为缓耳。且干姜得丙火煅炼而成，能守中阳，麻黄则纯行卫阳，故其剽急之性，远甚于干姜也。细辛细而辛窜，走络最急也。且少阴经之报使，误发少阴汗者，必伐血。

**小青龙汤方**　辛甘复酸法

麻黄三钱，去节　甘草三钱，炙　桂枝五钱，去皮　芍药三钱　五味二钱　干姜三钱　半夏五钱　细辛二钱

水八碗，先煮麻黄，减一碗许，去上沫，内诸药，煮取三碗，去滓。温服一碗，得效，缓后服。不知，再服。

**四十八、喘咳息促，吐稀涎，脉洪数，右大于左，喉哑，是为热饮，麻杏石甘汤主之。**

《金匮》谓病痰饮者，当以温药和之。盖饮属阴邪，非温不化，故饮病当温者，十有八九，然当清者，亦有一二。如此证息促，知在上焦。涎稀，知非劳伤之咳，亦非火邪之但咳无痰而喉哑者可比。右大于左，纯然肺病，此乃饮邪隔拒，心火壅遏，肺气不能下达。音出于肺，金实不鸣，故以麻黄中空而达外，杏仁

---

①义：医学大成本作“意”。

中实而降里，石膏辛淡性寒，质重而气清轻，合麻、杏而宣气分之郁热，甘草之甘以缓急，补土以生金也。按此方即大青龙之去桂枝、姜、枣者也。

**麻杏石甘汤方** 辛凉甘淡法

麻黄三钱，去节　杏仁三钱，去皮尖，碾细　石膏三钱，碾　甘草二钱，炙

水八杯，先煮麻黄，减二杯，去沫，内诸药，煮取三杯。先服一杯，以喉亮为度。

**四十九、支饮不得息，葶苈大枣泻肺汤主之。**

支饮上拥胸膈，直阻肺气，不令下降，呼息难通，非用急法不可，故以禀金火之气，破癥瘕积聚、通利水道、性急之葶苈，急泻肺中之壅塞。然其性慓悍，药必入胃过脾，恐伤脾胃中和之气，故以守中缓中之大枣，护脾胃而监制之，使不旁伤他脏。一急一缓，一苦一甘，相须成功也。

**葶苈大枣泻肺汤** 苦辛甘法

苦葶苈三钱，炒香碾细　大枣五枚，去核

水五杯，煮成二杯，分二次服。得效，减其制。不效，再作服，衰其大半而止。

**五十、饮家反渴，必重用辛。上焦加干姜、桂枝，中焦加枳实、橘皮，下焦加附子、生姜。**

《金匮》谓干姜、桂枝为热药也，服之当遂渴。今反不渴者，饮也，是以不渴定其为饮，人所易知也。又云水在肺，其人渴，是饮家亦有渴症，人所不知。今人见渴投凉，轻则用花粉、冬、地，重则用石膏、知母，全然不识病情。盖火咳无痰，劳咳胶痰，饮咳稀痰，兼风寒则难出，不兼风寒则易出，深则难出，浅则易出。其在上焦也，郁遏肺气，不能清肃下降，反挟心火上升烁咽，渴欲饮水，愈饮愈渴，饮后水不得行，则愈饮愈咳，愈咳愈渴，明知其为饮而渴也，用辛何妨，《内经》所谓辛能润是也。

以干姜峻散肺中寒水之气，而补肺金之体，使肺气得宣，而渴止咳定矣。其在中焦也，水停心下，郁遏心气不得下降，反来上烁咽喉，又格拒肾中真液，不得上潮于喉，故嗌干而渴也。重用枳实，急通幽门，使水得下行，而脏气各安其位，各司其事，不渴不咳矣。其在下焦也，水郁膀胱，格拒真水不得外滋上潮，且邪水旺一分，真水反亏一分。藏真水者，肾也，肾恶燥，又肾脉入心，由心入肺，从肺系上循喉咙，平人之不渴者，全赖此脉之通调，开窍于舌下玉英廉泉。今下焦水积，而肾脉不得通调，故亦渴也。附子合生姜为真武法，补北方司水之神，使邪水畅流，而真水滋生矣。大抵饮家当恶水，不渴者其病犹轻，渴者其病必重。如温热应渴，渴者犹轻，不渴者甚重，反象也。所谓加者，于应用方中，重加之也。

**五十一、饮家阴吹，脉弦而迟，不得固执《金匮》法，当反用之，橘半桂苓枳姜汤主之。**

《金匮》谓阴吹正喧，猪膏发煎主之。盖以胃中津液不足，大肠津液枯槁，气不后行，逼走前阴，故重用润法，俾津液充足流行，浊气仍归旧路矣。若饮家之阴吹，则大不然。盖痰饮蟠居中焦，必有不寐、不食、不饥、不便、恶水等证，脉不数而迟弦，其为非津液之枯槁，乃津液之积聚胃口可知。故用九窍不和，皆属胃病例，峻通胃液下行，使大肠得胃中津液滋润而病如失矣。此证系余治验，故附录于此，以开一条门径（阴吹亦有受风而作者，然必先有畜湿在内）。

**橘半桂苓枳姜汤** 苦辛淡法

半夏二两　小枳实一两　橘皮六钱　桂枝一两　茯苓块六钱　生姜六钱

甘澜水十碗，煮成四碗。分四次，日三夜一服，以愈为度。愈后以温中补脾，使饮不聚为要。其下焦虚寒者，温下焦，肥人用温燥法，瘦人用温平法。

按痰饮有四，除久留之伏饮，非因暑湿暴得者不议外，悬饮已见于伏暑例中，暑饮相搏，见上焦篇第二十九条。兹特补支饮、溢饮之由，及暑湿暴得者，望医者及时去病，以免留伏之患，并补《金匮》所未及者二条，以开后学读书之法。《金匮》溢饮条下，谓大青龙汤主之，小青龙汤亦主之，注家俱不甚晰，何以同一溢饮，而用寒用热，两不相侔哉（能从此等处留心，则学日进，所以读书贵乎得间也）？按大青龙有石膏、杏仁、生姜、大枣，而无干姜、细辛、五味、半夏、白芍，盖大青龙主脉洪数、面赤喉哑之热饮，小青龙主脉弦紧、不渴之寒饮也。由此类推，胸中有微饮，苓桂术甘汤主之，肾气丸亦主之，苓桂术甘，外饮治脾也，肾气丸，内饮治肾也。再胸痹门中，胸痹心中痞，留气结在胸满胁下逆抢心，枳实薤白汤主之，人参汤亦主之。又何以一通一补，而主一胸痹乎？盖胸痹因寒湿痰饮之实证，则宜通阳，补之不惟不愈，人参增气，且致喘满。若无风寒痰饮之外因，不内外因，但系胸中清阳之气不足而痹痛者，如苦读书而妄想，好歌曲而无度，重伤胸中阳气者，老人清阳日薄者，若再以薤白、栝蒌、枳实，滑之泻之通之，是速之成劳也，断非人参汤不可。学者能从此类推，方不死于句下，方可与言读书也。

**五十二、暴感寒湿成疝，寒热往来，脉弦反数，舌白滑，或无苔，不渴，当脐痛，或胁下痛，椒桂汤主之。**

此小邪中里证也。疝，气结如山也。此肝脏本虚，或素有肝郁，或因暴怒，又猝感寒湿，秋月多得之。既有寒热之表证，又有脐痛之里证，表里俱急，不得不用两解。方以川椒、吴萸、小茴香直入肝脏之里，又芳香化浊流气。以柴胡从少阳领邪出表，病在肝，治胆也。又以桂枝协济柴胡者，病在少阴，治在太阳也。经所谓病在脏，治其腑之义也，况又有寒热之表证乎！佐以青皮、广皮，从中达外，峻伐肝邪也。使以良姜，温下焦之里也。水用急流，驱浊阴使无留滞也。

**椒桂汤方** 苦辛通法

川椒六钱，炒黑　桂枝六钱　良姜三钱　柴胡六钱　小茴香四钱　广皮三钱　吴茱萸四钱，泡淡　青皮三钱

急流水八碗，煮成三碗。温服一碗，覆被令微汗佳。不汗，服第二碗，接饮生姜汤促之得汗。次早服第三碗，不必覆被再令汗。

**五十三、寒疝脉弦紧，胁下偏痛发热，大黄附子汤主之。**

此邪居厥阴，表里俱急，故用温下法以两解之也。脉弦为肝郁，紧，里寒也，胁下偏痛，肝胆经络为寒湿所搏，郁于血分而为痛也。发热者，胆因肝而郁也。故用附子温里通阳，细辛暖水脏而散寒湿之邪。肝胆无出路，故用大黄借胃腑以为出路也。大黄之苦，合附子、细辛之辛，苦与辛合，能降能通，通则不痛也。

**大黄附子汤方** 苦辛温下法

大黄五钱　熟附子五钱　细辛三钱

水五杯，煮取两杯，分温二服。原方分量甚重，此则从时改轻，临时对证斟酌。

**五十四、寒疝少腹或脐旁，下引睾丸，或掣胁，下掣腰，痛不可忍者，天台乌药散主之。**

此寒湿客于肝、肾、小肠而为病，故方用温通足厥阴、手太阳之药也。乌药祛膀胱冷气，能消肿止痛，木香透络定痛，青皮行气伐肝，良姜温脏劫寒，茴香温关元，暖腰肾，又能透络定痛。槟榔至坚，直达肛门，散结气，使坚者溃，聚者散，引诸药逐浊气，由肛门而出。川楝导小肠湿热，由小便下行，炒以斩关夺门之巴豆，用气味而不用形质，使巴豆帅气药散无形之寒，随槟榔下出肛门，川楝得巴豆迅烈之气，逐有形之湿，从小便而去，俾有形无形之结邪，一齐解散而病根拔矣。

按疝瘕之证尚多，以其因于寒湿，故因下焦寒湿而类及三

条，略示门径，直接中焦篇腹满、腹痛等证。古人良法甚夥，而张子和专主于下，本之《金匮》病至其年月日时复发者当下之例，而方则从大黄附子汤悟入，并将淋、带、痔疮、癃闭等证，悉收入疝门，盖皆下焦寒湿、湿热居多。而叶氏于妇科久病癥瘕，则以通补奇经，温养肝肾为主。盖本之《内经》任脉为病，男子七疝，女子带下瘕聚也。此外良法甚多，学者当于各家求之，兹不备载。

**天台乌药散方** 苦辛热急通法

乌药五钱 木香五钱 小茴香五钱，炒黑 良姜五钱，炒 青皮五钱 川楝子十枚 巴豆七十二粒 槟榔五钱

先以巴豆微打破，加麸数合炒川楝子，以巴豆黑透为度，去巴豆麸子不用，但以川楝同前药为极细末，黄酒和服一钱。不能饮者，姜汤代之。重者日再服，痛不可忍者，日三服。

## 湿温 疟痢疸痺附①

**五十五、湿温久羁，三焦米弥漫，神昏窍阻，少腹硬满，大便不下，宣清导浊汤主之**（自此以后二十三条，皆补前第四十二条之引而未发者，故另立一门，以见湿有寒热之分，而湿温之变化无穷也）。

此湿久郁结于下焦气分，闭塞不通之象。故用能升能降，苦泄滞淡渗湿之猪苓，合甘少淡多之茯苓，以渗湿利气。寒水石色白性寒，由肺直达肛门，宣湿清热。盖膀胱主气化，肺开气化之源，肺藏魄，肛门曰魄门，肺与大肠相表里之义也。晚蚕砂化浊中清气，大凡肉体未有死而不腐者，蚕则僵而不腐，得清气之纯粹者也，故其粪不臭不变色，得蚕之纯清，虽走浊道，而清气独全，既能下走少腹之浊部，又能化浊湿而使之归清，以己之正，

①疟痢疸痺附：原无，据目录补。

正人之不正也。用晚者，本年再生之蚕，取其生化最速也。皂荚辛咸性燥，入肺与大肠，金能退暑，燥能除湿，辛能通上下关窍，子更直达下焦，通大便之虚闭，合之前药，俾郁结之湿邪，由大便而一齐解散矣。二苓、寒石化无形之气，蚕砂、皂子逐有形之湿也。

**宣清导浊汤方**　苦辛淡法

猪苓五钱　茯苓五钱　寒水石六钱　晚蚕砂四钱　皂荚子三钱，去皮

水五杯，煮成两杯，分二次服，以大便通快为度。

**五十六、湿凝气阻，三焦俱闭，二便不通，半硫丸主之。**

热伤气，湿亦伤气者何？热伤气者，肺主气而属金，火克金则肺所主之气伤矣。湿伤气者，肺主天气，脾主地气，俱属太阴湿土，湿气太过，反伤本脏化气。湿久浊凝，至于下焦，气不惟伤而且阻矣，气为湿阻，故二便不通。今人之通大便，悉用大黄，不知大黄性寒，主热结有形之燥粪。若湿阻无形之气，气既伤而且阻，非温补真阳不可。硫黄热而不燥，能疏利大肠，半夏能入阴，燥胜湿，辛下气，温开郁，三焦通而二便利矣。按上条之便闭，偏于湿重，故以行湿为主。此条之便闭，偏于气虚，故以补气为主。盖肾司二便，肾中真阳为湿所困，久而弥虚，失其本然之职，故助之以硫黄。肝主疏泄，风湿相为胜负，风胜则湿行，湿凝则风息，而失其疏泄之能，故通之以半夏。若湿尽热结，实有燥粪不下，则又不能不用大黄矣，学者详审其证可也。

**半硫丸**　酸辛温法

石硫黄　硫黄有三种，土黄、水黄、石黄也。入药必须用产于石者。土黄土纹，水黄直丝，色皆滞暗而臭。惟石硫黄方棱石纹而有宝光，不臭，仙家谓之黄矾，其形大势如矾。按硫黄感日之精，聚土之液，相结而成。生于艮土者佳，艮土

者，少土①也。其色晶莹，其气清而毒小。生于坤土者恶，坤土②者，老土也，秽浊之所归也，其色板滞，其气浊而毒重，不堪入药，只可作火药用。石黄产于外洋，来自舶上，所谓倭黄是也。入莱菔内煮六时则毒去。半夏制

右二味各等分，为细末，蒸饼为丸梧子大。每服一二钱，白开水送下。按半硫丸通虚闭，若久久便溏，服半硫丸亦能成条，皆其补肾燥湿之功也。

**五十七、浊湿久留，下注于肛，气闭肛门坠痛，胃不喜食，舌苔腐白，术附汤主之。**

此浊湿久留肠胃，致肾阳亦困，而肛门坠痛也。肛门之脉曰尻，肾虚则痛，气结亦痛。但气结之痛有二：寒湿、热湿也。热湿气实之坠痛，如滞下门中用黄连、槟榔之证是也。此则气虚而为寒湿所闭，故以参、附峻补肾中元阳之气，姜、术补脾中建运之气，朴、橘行浊湿之滞气，俾虚者充，闭者通，浊者行，而坠痛自止，胃开进食矣。按肛痛有得之大恐或房劳者，治以参、鹿之属，证属虚劳，与此对勘，故并及之。再此条应入寒湿门，以与上三条有互相发明之妙，故列于此，以便学者之触悟也。

**术附汤方**　苦辛温法

生茅术五钱　人参二钱　厚朴三钱　生附子三钱　炮姜三钱　广皮三钱

水五杯，煮成两杯。先服一杯，约三时再服一杯，以肛痛愈为度。

**五十八、疟邪久羁，因疟成劳，谓之劳疟。络虚而痛，阳虚而胀，胁有疟母，邪留正伤，加味异功汤主之。**

此证气血两伤，经云劳者温之，故以异功温补中焦之气，归、桂合异功温养下焦之血，以姜、枣调和营卫，使气血相生而

①土：原作上。据叶氏重镘本、医学大成本、1972年人卫本及上下文改。
②土：原作上。据叶氏重镘本、医学大成本、1972年人卫本及上下文改。

劳疟自愈。此方补气，人所易见，补血人所不知。经谓中焦受气，取汁变化而赤，是谓血。凡阴阳两伤者，必于气中补血，定例也。

**加味异功汤方** 辛甘温阳法

人参三钱 当归一钱五分 肉桂一钱五分 炙甘草二钱 茯苓三钱 於术三钱，炒焦 生姜三钱 大枣二枚，去核 广皮二钱

水五杯，煮成两杯，渣再煮一杯，分三次服。

**五十九、疟久不解，胁下成块，谓之疟母，鳖甲煎丸主之。**

疟邪久扰，正气必虚，清阳失转运之机，浊阴生窃踞之渐，气闭则痰凝血滞，而块势成矣。胁下乃少阳、厥阴所过之地，按少阳、厥阴为枢，疟不离乎肝胆，久扰则脏腑皆困，转枢失职，故结成积块，居于所部之分。谓之疟母者，以其由疟而成，且无已时也。按《金匮》原文：病疟以月一日发，当以十五日愈。设不瘥，当月尽解。如其不瘥，当云何？此结为癥瘕，名曰疟母，急治之，宜鳖甲煎丸。盖人身之气血，与天地相应，故疟邪之着于人身也，其盈缩进退，亦必与天地相应。如月一日发者，发于黑昼月廓空时，气之虚也，当俟十五日愈。五者，生数之终，十者，成数之极，生成之盈数相会，五日一元，十五日三元一周，一气来复。白昼月月[①]满之时，天气实而人气复，邪气退而病当愈。设不瘥，必俟天气再转，当于月尽解。如其不瘥，又当云何？然月自亏而满，阴已盈而阳已缩，自满而亏，阳已长而阴已消，天地阴阳之盈缩消长已周，病尚不愈，是本身之气血，不能与天地之化机相为流转，日久根深，牢不可破，故宜急治也。

**鳖甲煎丸方**

鳖甲十二分，炙 乌扇三分，烧 黄芩三分 柴胡六分 鼠妇三分，

---

①月：医学大成本、1972 年人卫本作“廓”，可参。

熬　干姜三分　大黄三分　芍药五分　桂枝三分　葶苈一分，熬　石韦三分，去毛　厚朴三分　牡丹皮五分　瞿麦二分　紫葳三分　半夏一分　人参一分　䗪虫五分，熬　阿胶三分，炒　蜂窝四分，炙　赤硝十二分　蜣螂六分，熟①　桃仁二分

右二十三味，为细末，取煅灶下灰一斗，清酒一斛五斗，浸灰，俟酒尽一半，煮鳖甲于中，煮令泛烂如胶漆，绞取汁，纳诸药煎为丸，如梧子大，空心服七丸，日三服。

方论：此辛苦通降，咸走络法。鳖甲煎丸者，君鳖甲而以煎成丸也。与他丸法迥异，故曰煎丸。方以鳖甲为君者，以鳖甲守神入里，专入肝经血分，能消癥瘕，领带四虫深入脏络，飞者升，走者降，飞者兼走络中气分，走者纯走络中血分。助以桃仁、丹皮、紫葳之破满行血，副以葶苈、石韦、瞿麦之行气渗湿。臣以小柴胡、桂枝二汤，总去三阳经未结之邪。大承气急驱入腑已结之渣滓。佐以人参、干姜、阿胶，护养鼓荡气血之正，俾邪无容留之地，而深入脏络之病根拔矣。按小柴胡汤中有甘草，大承气汤中有枳实，仲景之所以去甘草，畏其太缓，凡走络药，不须守法。去枳实，畏其太急而直走肠胃，亦非络药所宜也。

**六十、太阴三疟，腹胀不渴，呕水，温脾汤主之。**

三疟本系深入脏真之痼疾，往往经年不愈，现脾胃症，犹属稍轻。腹胀不渴，脾寒也，故以草果温太阴独胜之寒，辅以厚朴消胀。呕水者，胃寒也，故以生姜降逆，辅以茯苓渗湿而养正。蜀漆乃常山苗，其性急走疟邪，导以桂枝，外达太阳也。

**温脾汤方**　苦辛温里法

草果二钱　桂枝三钱　生姜五钱　茯苓五钱　蜀漆三钱，炒　厚朴三钱

①熟：医学大成本、1972年人卫本作“熬”，义长。

水五杯，煮取两杯，分二次温服。

**六十一、少阴三疟，久而不愈，形寒嗜卧，舌淡脉微，发时不渴，气血两虚，扶阳汤主之。**

《疟论篇》黄帝问曰：时有间二日，或至数日发，或渴或不渴，其故何也？岐伯曰：其间日者，邪气客于六腑，而有时与卫气相失，不能相得，故休数日乃作也。疟者，阴阳更胜也，或甚或不甚，故或渴或不渴。《刺疟篇》曰：足少阴之疟，令人呕吐甚，多寒热，热多寒少，欲闭户牖而处，其病难已。夫少阴疟，邪入至深，本难速已，三疟又系积重难反，与卫气相失之证，久不愈，其常也。既已久不愈矣，气也血也，有不随时日耗散也哉！形寒嗜卧，少阴本证，舌淡脉微不渴，阳微之象。故以鹿茸为君，峻补督脉，一者八脉丽于肝肾，少阴虚则八脉亦虚。一者督脉总督诸阳，为卫气之根本。人参、附子、桂枝随鹿茸而峻补太阳，以实卫气。当归随鹿茸以补血中之气，通阴中之阳。单以蜀漆一味，急提难出之疟邪，随诸阳药努力奋争，由卫而出。阴脏阴证，故汤以扶阳为名。

**扶阳汤** 辛甘温①阳法

鹿茸五钱，生锉末，先用黄酒煎得　熟附子三钱　人参二钱　粗桂枝三钱　当归二钱　蜀漆三钱，炒黑

水八杯，加入鹿茸酒，煎成三小杯，日三服。

**六十二、厥阴三疟，日久不已，劳则发热，或有痞结，气逆欲呕，减味乌梅圆法主之。**

凡厥阴病甚，未有不犯阳明者。邪不深不成三疟，三疟本有难已之势，既久不已，阴阳两伤。劳则内发热者，阴气伤也。痞结者，阴邪也。气逆欲呕者，厥阴犯阳明，而阳明之阳将惫也。故以乌梅圆法之刚柔并用，柔以救阴，而顺厥阴刚脏之体，刚以

---

①温：医学大成本作“固”。

救阳，而充阳明阳腑之体也。

**减味乌梅圆法**　酸苦为阴，辛甘为阳复法。以下方中多无分量，以分量本难预定，用者临时斟酌可也

半夏　黄连　干姜　吴萸　茯苓　桂枝　白芍　川椒炒黑　乌梅

按疟痢两门，日久不治，暑湿之邪与下焦气血混处者，或偏阴偏阳，偏刚偏柔，或宜补宜泻，宜通宜涩，或从太阴，或从少阴，或从厥阴，或护阳明，其证至杂至多，不及备载。本论原为温暑而设，附录数条于湿温门中者，以见疟痢之原起于暑湿，俾学者识得源头，使杂证有所统属，粗具规模而已。欲求美备，勤绎各家。

**六十三、酒客久痢，饮食不减，茵陈白芷汤主之。**

久痢无他证，而且能饮食如故，知其病之未伤脏真胃土，而在肠中也。痢久不止者，酒客湿热下注，故以风药之辛，佐以苦味入肠，芳香凉淡也。盖辛能胜湿而升脾阳，苦能渗湿清热，芳香悦脾而燥湿，凉能清热，淡能渗湿也，俾湿热去而脾阳升，痢自止矣。

**茵陈白芷汤方**　苦辛淡法

绵茵陈　白芷　北秦皮　茯苓皮　黄柏　藿香

**六十四、老年久痢，脾阳受伤，食滑便溏，肾阳亦衰，双补汤主之。**

老年下虚久痢，伤脾而及肾，食滑便溏，亦系脾肾两伤。无腹痛、肛坠、气胀等证，邪少虚多矣。故以人参、山药、茯苓、莲子、芡实甘温而淡者，补脾渗湿。再莲子、芡实水中之谷，补土而不克水者也。以补骨、苁蓉、巴戟、菟丝、覆盆、萸肉、五味酸甘微辛者，升补肾脏阴中之阳，而兼能益精气，安五脏者也。此条与上条当对看，上条以酒客久痢，脏真未伤而湿热尚重，故虽日久，仍以清热渗湿为主。此条以老年久痢，湿热无

多，而脏真已歉，故虽滞下不净，一以补脏固正立法，于此亦可以悟治病之必先识证也。

**双补汤方** 复方也，法见注中

人参 山药 茯苓 莲子 芡实 补骨脂 苁蓉 萸肉 五味子 巴戟天 菟丝子 覆盆子

**六十五、久痢小便不通，厌食欲呕，加减理阴煎主之。**

此由阳而伤及阴也。小便不通，阴液涸矣。厌食欲呕，脾胃两阳败矣。故以熟地、白芍、五味收三阴之阴，附子通肾阳，炮姜理脾阳，茯苓理胃阳也。按原方通守兼施，刚柔互用，而名理阴煎者，意在偏护阴也。熟地守下焦血分，甘草守中焦气分，当归通下焦血分，炮姜通中焦气分。盖气能统血，由气分之通及血分之守，此其所以为理也。此方去甘草、当归，加白芍、五味、附子、茯苓者，为其厌食欲呕也。若久痢阳不见伤，无食少欲呕之象，但阴伤甚者，又可以去刚增柔矣。用成方总以活泼流动，对证审药为要。

**加减理阴煎方** 辛淡为阳，酸甘化阴复法。凡复法，皆久病未可以一法了事者

熟地 白芍 附子 五味 炮姜 茯苓

**六十六、久痢带瘀血，肛中气坠，腹中不痛，断下渗湿汤主之。**

此涩血分之法也。腹不痛，无积滞可知，无积滞，故用涩也。然腹中虽无积滞，而肛门下坠，痢带瘀血，是气分之湿热，久而入于血分，故重用樗根皮之苦燥湿、寒胜热、涩以断下，专入血分而涩血为君。地榆得先春之气，木火之精，去瘀生新。茅术、黄柏、赤苓、猪苓开膀胱，使气分之湿热，由前阴而去，不致遗留于血分也。查肉亦为化瘀而设，银花为败毒而然。

**断下渗湿汤方** 苦辛淡法

樗根皮一两，炒黑 生茅术一钱 生黄柏一钱 地榆一钱五分，炒

黑 查肉三钱，炒黑 银花一钱五分，炒黑 赤苓三钱 猪苓一钱五分

水八杯，煮成三杯，分三次服。

**六十七、下痢无度，脉微细，肢厥，不进食，桃花汤主之。**

此涩阳明阳分法也。下痢无度，关闸不藏，脉微细肢厥，阳欲脱也。故以赤石脂急涩下焦，粳米合石脂堵截阳明，干姜温里而回阳，俾痢止则阴留，阴留则阳斯恋矣。

**桃花汤** 方法见温热下焦篇

**六十八、久痢，阴伤气陷，肛坠尻痠，地黄余粮汤主之。**

此涩少阴阴分法也。肛门坠而尻脉痠，肾虚而津液消亡之象。故以熟地、五味补肾，而酸甘化阴，余粮固涩下焦，而痠可除，坠可止，痢可愈也。按石脂、余粮皆系石药而性涩，桃花汤用石脂不用余粮，此则用余粮而不用石脂，盖石脂甘温，桃花温剂也。余粮甘平，此方救阴剂也，无取乎温，而有取乎平也。

**地黄余粮汤方** 酸甘兼涩法

熟地黄 禹余粮 五味子

**六十九、久痢伤肾，下焦不固，肠腻滑下，纳谷运迟，三神丸主之。**

此涩少阴阴中之阳法也。肠腻滑下，知下焦之不固。纳谷运迟，在久痢之后，不惟脾阳不运，而肾中真阳亦衰矣。故用三神丸温补肾阳，五味兼收其阴，肉果涩自滑之脱也。

**三神丸方** 酸甘辛温兼涩法，亦复方也

五味子 补骨脂 肉果去净油

**七十、久痢伤阴，口渴舌干，微热微咳，人参乌梅汤主之。**

口渴微咳于久痢之后，无湿热客邪欵[①]证，故知其阴液太伤，热病液涸，急以救阴为务。

**人参乌梅汤** 酸甘化阴法

---

①欵：医学大成本作“等”。

人参　莲子炒　炙甘草　乌梅　木瓜　山药

按此方于救阴之中，仍然兼护脾胃。若液亏甚而土无他病者，则去山药、莲子，加生地、麦冬。又一法也。

**七十一、痢久阴阳两伤，少腹肛坠，腰胯脊髀痠痛，由脏腑伤及奇经，参茸汤主之。**

少腹坠，冲脉虚也。肛坠，下焦之阴虚也。腰，肾之腑也。胯，肾[①]之穴也。谓环跳。脊，太阳夹督脉之部也。髀，阳明部也。俱痠痛者，由阴络而伤及奇经也。参补阳明，鹿补督脉，归、茴补冲脉，菟丝、附子升少阴，杜仲主腰痛，俾八脉有权，肝肾有养，而痛可止，坠可升提也[②]。

**参茸汤**　辛甘温法

人参　鹿茸　附子　当归炒　茴香炒　菟丝子　杜仲

按此方虽曰阴阳两补，而偏于阳。若其人但坠而不腰脊痛，偏于阴伤多者，可于本方去附子，加补骨脂。又一法也。

**七十二、久痢伤及厥阴，上犯阳明，气上撞心，饥不欲食，干呕腹痛，乌梅圆主之。**

肝为刚脏，内寄相火，非纯刚所能折，阳明腑，非刚药不复其体。仲景厥阴篇中列乌梅圆，治木犯阳明之吐蛔，自注曰：又主久痢方。然久痢之症不一，亦非可一概用之者也。叶氏于木犯阳明之疟痢，必用其法而化裁之，大抵柔则加白芍、木瓜之类，刚则加吴萸、香附之类，多不用桂枝、细辛、黄柏，其与久痢纯然厥阴见证，而无犯阳明之呕而不食撞心者，则又纯乎用柔，是治厥阴久痢之又一法也。按泻心寒热并用，而乌梅圆则又寒热刚柔并用矣。盖泻心治胸膈间病，犹非纯在厥阴也，不过肝脉络胸

①肾：叶氏重镂本、医学大成本、1972 年人卫本作“胆”。

②此句后叶氏重镂本、医学大成本、1972 年人卫本有“按环跳本穴属胆，太阳少阴之络实会于此”。

耳。若乌梅圆则治厥阴，防少阳，护阳明之全剂。

**乌梅圆方** 酸甘辛苦复法。酸甘化阴，辛苦通降，又辛甘为阳，酸苦为阴

乌梅 细辛 干姜 黄连 当归 附子 蜀椒炒焦去汗 桂枝 人参 黄柏

此乌梅圆本方也。独无论者，以前贤名注林立，兹不再赘。分量制法，悉载《伤寒论》中。

**七十三、休息痢经年不愈，下焦阴阳皆虚，不能收摄，少腹气结，有似癥瘕，参芍汤主之。**

休息痢者，或作或止，止而复作，故名休息，古称难治。所以然者，正气尚旺之人，即受暑湿水谷血食之邪太重，必日数十行，而为胀、为痛、为里急后重等证，必不或作或辍也。其成休息证者，大抵有二，皆以正虚之故。一则正虚留邪在络，至其年月日时复发，而见积滞、腹痛之实证者，可遵仲景凡病至其年月日时复发者当下之例，而用少少温下法，兼通络脉，以去其隐伏之邪，或丸药缓攻，俟积尽而即补之。或攻补兼施，中下并治，此虚中之实证也。一则纯然虚证，以痢久滑泄太过，下焦阴阳两伤，气结似乎癥瘕，而实非癥瘕，舍温补其何从？故以参、苓、炙草守补中焦，参、附固下焦之阳，白芍、五味收三阴之阴，而以少阴为主，盖肾司二便也。汤名参芍者，取阴阳兼固之义也。

**参芍汤方** 辛甘为阳，酸甘化阴复法

人参 白芍 附子 茯苓 炙甘草 五味子

**七十四、噤口痢热气上冲，肠中逆阻似闭，腹痛在下尤甚者，白头翁汤主之。**

此噤口痢之实证，而偏于热重之方也。

**白头翁汤** 方注见前

**七十五、噤口痢左脉细数，右手脉弦，干呕腹痛，里急后重，积下不爽，加减泻心汤主之。**

此亦噤口痢之实证，而偏于湿热太重者也。脉细数，温[①]热着里之象，右手弦者，木入土中之象也。故以泻心去守中之品，而补以运之，辛以开之，苦以降之。加银花之败热毒，查炭之克血积，木香之通气积，白芍以收阴气，更能于土中拔木也。

**加减泻心汤方** 苦辛寒法

川连　黄芩　干姜　银花　查炭　白芍　木香汁

**七十六、噤口痢呕恶不饥，积少痛缓，形衰脉弦，舌白不渴，加味参苓白术[②]散主之。**

此噤口痢邪少虚多，治中焦之法也。积少痛缓，则知邪少，舌白者无热，形衰不渴，不饥不食，则知胃关欲闭矣。脉弦者，《金匮》谓弦则为减，盖谓阴精阳气俱不足也。《灵枢》谓诸小脉者，阴阳形气俱不足，勿取以针，调以甘药也。仲景实本于此而作建中汤，治诸虚不足，为一切虚劳之祖方。李东垣又从此化出补中益气、升阳益气、清暑益气等汤，皆甘温除大热法，究不若建中之纯。盖建中以德胜，而补中以才胜者也。调以甘药者，十二经皆秉气于胃，胃复则十二经之诸虚不足，皆可复也。叶氏治虚多脉弦之噤口痢，仿古之参苓白术散而加之者，亦同诸虚不足，调以甘药之义，又从仲景东垣两法化出，而以急复胃气为要者也。

**加味参苓白术散方** 本方甘淡微苦法，加则辛甘化阳，芳香悦脾，微辛以通，微苦以降也

人参二钱　白术一钱五分，炒焦　茯苓一钱五分　扁豆二钱，炒　薏仁一钱五分　桔梗一钱　砂仁七分，炒　炮姜一钱　肉豆蔻一钱　炙甘草五分

共为极细末，每服一钱五分，香粳米汤调服，日二次。

---

①温：叶氏重锓本、医学大成本作“湿”，义胜。

②术：原作木，据叶氏重锓本、医学大成本、1972年人卫本及上下文改。

方论：参苓白术散原方兼治脾胃，而以胃为主者也，其功但止土虚无邪之泄泻而已。此方则通宣三焦，提上焦，涩下焦，而以醒中焦为要者也。参、苓、白术加炙草，则成四君矣。按四君以参、苓为胃中通药，胃者腑也，腑以通为补也。白术、炙草为脾经守药，脾者脏也，脏以守为补也。茯苓淡渗，下达膀胱，为通中之通。人参甘苦，益肺胃之气，为通中之守。白术苦能渗湿，为守中之通。甘草纯甘，不兼他味，又为守中之守也，合四君为脾胃两补之方。加扁豆、薏仁以补肺胃之体，炮姜以补脾肾之用，桔梗从上焦开提清气，砂仁、肉蔻从下焦固涩浊气，二物皆芳香，能涩滑脱，而又能通下焦之郁滞，兼醒脾阳也。为末，取其留中也。引以香粳米，亦以其芳香悦土，以胃所喜为补也。上下斡旋，无非冀胃气渐醒，可以转危为安也。

**七十七、噤口痢，胃关不开，由于肾关不开者，肉苁蓉汤主之。**

此噤口痢邪少虚多，治下焦之法也。盖噤口日久，有责在胃者，上条是也。亦有由于肾关不开，而胃关愈闭者，则当以下焦为主。方之重用苁蓉者，以苁蓉感马精而生，精血所生之草而有肉者也。马为火畜，精为水阴，禀少阴水火之气，而归于太阴坤土之药，其性温润平和，有从容之意，故得从容之名。补下焦阳中之阴有殊功，《本经》称其强阴益精，消癥瘕。强阴者，火气也，益精者，水气也。癥瘕乃气血积聚有形之邪，水火既济，中土气盛而积聚自消。兹以噤口痢阴阳俱损，水土两伤，而又滞下之积聚未清，苁蓉乃确当之品也。佐以附子补阴中之阳，人参、干姜补土，当归、白芍补肝肾。芍用桂制者，恐其呆滞，且束入少阴血分也。

**肉苁蓉汤**　辛甘法

肉苁蓉一两，泡淡　附子二钱　人参二钱　干姜炭二钱　当归二钱　白芍三钱，肉桂汤浸炒水八杯，煮取三杯，分三次缓缓服。胃稍开，再作服。

## 秋燥

**七十八、燥久伤及肝肾之阴，上盛下虚，昼凉夜热，或干咳，或不咳，甚则痉厥者，三甲复脉汤主之，定风珠亦主之，专翕大生膏亦主之**（此方不专治前证也。凡上实下虚、肾液不足，及妇人血海枯干，八脉伤损等证，胥可以此治之。其用宏矣）。

肾主五液而恶燥，或由外感邪气久羁而伤及肾阴，或不由外感而内伤致燥，均以培养津液为主。肝木全赖肾水滋养，肾水枯竭，肝断不能独治，所谓乙癸同源，故肝肾并称也。三方由浅入深，定风浓于复脉，皆用汤，从急治。专翕取乾坤之静，多用血肉之品，熬膏为丸，从缓治。盖下焦深远，草木无情，故用有情缓治。再暴虚易复者，则用二汤，久虚难复者，则用专翕。专翕之妙，以下焦丧失皆腥臭脂膏，即以腥臭脂膏补之，较之丹溪之知柏地黄，云治雷龙之火而安肾燥，明眼自能辨之。盖凡甘能补，凡苦能泻，独不知苦先入心，其化以燥乎？再雷龙不能以刚药直折也，肾水足则静，自能安其专翕之性。肾水亏则动而躁，因燥而躁也。善安雷龙者，莫如专翕，观者察之。

**三甲复脉汤、定风珠**　并见前

**专翕大生膏**　酸甘咸法

人参二斤，无力者以制洋参代之　茯苓二斤　龟板一斤，另熬胶　乌骨鸡一对　鳖甲一斤，另熬胶　牡蛎一斤　鲍鱼二斤　海参二斤　白芍二斤　五味子半斤　萸肉半斤①　羊腰子八对　猪脊髓一斤　鸡子黄二十圆　阿胶二斤　莲子二斤　芡实三斤　熟地黄三斤　沙苑蒺藜一斤　白蜜一斤　枸杞子一斤，炒黑

---

①萸肉半斤：叶氏重锓本、医学大成本、1972年人卫本作“麦冬二斤不去心”。

右药分四铜锅，忌铁器，搅用铜勺。以有情归有情者二，无情归无情者二，文火细炼三①昼夜，去渣，再熬六②昼夜，陆续合为一锅，煎炼成膏，末下三胶，合蜜和匀。以方中有粉无汁之茯苓、白芍、莲子、芡实为细末，合膏为丸。每服二钱，渐加至三钱，日三服，约一日一两，期年为度。每殒胎必三月，肝虚而热者，加天冬一斤、桑寄生一斤同熬膏，再加鹿茸二十四两为末。本方以阴生于八成于七，故用三七二十一之奇方，守阴也。加方用阳生于七成于八，三八二十四之偶方，以生胎之阳也。古法通方多用偶，守法多用奇，阴阳互也。

徵按：此集始于银翘散之清芬，终于专翕膏之浊臭，本乎天者亲上，本乎地者亲下，则各从其类也。后之览者，亦可以悟三焦大意矣。

①三：医学大成本作“六”。

②六：医学大成本作“三”。

# 卷　四

# 杂说

汪瑟菴先生参订　吴瑭鞠通氏著
徽以园先生同参　受业姪嘉会校字
朱武曹先生点评　男　廷连同校

## 汗　论

汗也者，合阳气阴精蒸化而出者也。《内经》云：人之汗，以天地之雨名之。盖汗之为物，以阳气为运用，以阴精为材料，阴精有余，阳气不足，则汗不能自出，不出则死。阳气有余，阴精不足，多能自出，再发则痉，痉亦死。或熏灼而不出，不出亦死也。其有阴精有余，阳气不足，又为寒邪肃杀之气所搏，不能自出者，必用辛温味薄急走之药，以运用其阳气，仲景之治伤寒是也。《伤寒》一书，始终以救阳气为主。其有阳气有余，阴精不足，又为温热升发之气所铄而汗自出，或不出者，必用辛凉以止其自出之汗，用甘凉甘润培养其阴精为材料，以为正汗之地，本论之治温热是也。本论始终以救阴精为主，此伤寒所以不可不发汗，温热病断不可发汗之大较也（阴阳配对，疏发致汗之由与不汗之由，可汗之由与不可汗之由，二千余年以来，不断之疑案，至今始定）。唐宋以来，多昧于此，是以人各著一伤寒书，而病温热者之祸亟矣。呜呼！天道欤，抑人事欤？

## 方中行先生或问六气论

原文云：或问天有六气，风寒暑湿燥火，风寒暑湿，经皆揭病出条例以立论，而不揭燥火，燥火无病可论乎？曰：《素问》言春伤于风，夏伤于暑，秋伤于湿，冬伤于寒者，盖以四气之在四时，各有专令，故皆专病也。燥火无专令，故不专病，而寄病于百病之中。犹土无正位，而寄王于四时，辰戌丑未之末[①]。不揭者，无病无燥火也。愚按此论，牵强臆断，不足取信，盖信经太过，则凿之病也。春风夏火，长夏湿土，秋燥冬寒，此所谓播五行于四时也。经言先夏至为病温，即火之谓。夏伤于暑，指长夏中央土而言也。秋伤于湿，指初秋而言，乃上令湿土之气，流行未尽。盖天之行令，每微于令之初，而盛于令之末。至正秋伤燥，想代远年湮，脱简故耳。喻氏补之诚是，但不当硬改经文，已详论于下焦寒湿第四十七条中。今乃以土寄王四时比燥火，则谬甚矣。夫寄王者，湿土也，岂燥火哉？以先生之高明，而于六气乃昧昧焉，亦千虑之失矣。

## 伤寒注论

仲祖《伤寒论》，诚为金科玉律，奈注解甚难。盖代远年湮，中间不无脱简，又为后人妄增，断不能起仲景于九原而问之，何条在先，何条在后，何处尚有若干文字，何处系后人伪增，惟有阙如阙殆，择其可信者而从之，不可信者而考之已尔。创斯注者，则有林氏、成氏，大抵随文顺解，不能透发精义。然创始实难，不为无功。有明中行方先生，实能苦心力索，畅所欲言，溯

①末：医学大成本作“中”。

本探微，阐幽发秘，虽未能处处合拍，而大端已具。喻氏起而作《尚论》，补其阙略，发其所未发，亦诚仲景之功臣也。然除却心解数处，其大端亦从方论中来，不应力诋[①]方氏（从来著作家多犯此病）。北海林先生，刻《方氏前条辨》，附刻《尚论篇》，历数喻氏僭窃之罪，条分而畅评之。喻氏之后，又有高氏，注《尚论发明》，亦有心得可取处。其大端暗窃方氏，明尊喻氏，而又力诋喻氏，亦如喻氏之于方氏也。北平刘觉菴先生起而证之，亦如林北海之证《尚论》者然，公道自在人心也。其他如郑氏、程氏之后条辨，无足取者，明眼人自识之。舒驰远之集注，一以喻氏为主，兼引程郊倩之后条辨，杂以及门之论断。若不知有方氏之前条辨者，遂以喻氏窃方氏之论，直谓为喻氏书矣。此外有沈目南注、张隐菴集注、程云来集注，皆可阅。至慈谿柯韵伯注伤寒论著来苏集，聪明才辩，不无发明，可供采择。然其自序中谓大青龙一证，方喻之注大错，目之曰郑声、曰杨墨，及取三注对勘，虚中切理而细绎之，柯注谓风有阴阳，汗出脉缓之桂枝证，是中鼓动之阳风；汗不出，脉紧烦燥之大青龙证，是中凛冽之阴风。试问中鼓动之阳风者，而主以桂枝辛甘温法，置《内经》风淫于内，治以辛凉，佐以苦甘之正法于何地？仲景自序云：撰用《素问》《九卷》，反背《素问》而立法耶？且以中鼓动之阳风者，主以甘温之桂枝，中凛冽之阴风者，反主以寒凉之石膏，有是理乎？其注烦躁，又曰热淫于内，则心神烦扰，风淫于内，故手足躁乱。方先生原注风为烦，寒则燥[②]。既曰凛冽阴风，又曰热淫于内，有是理乎？种种矛盾，不可枚举。方氏立风伤卫，寒伤营，风寒两伤营卫，吾不敢谓即仲景之本来面目，然欲使后学眉目清楚，不为无见。如柯氏之所序，亦未必即仲景之心法，而高于方氏

①诋：原作“抵”，据医学大成本、1972年人卫本及上下文改。

②燥：医学大成本、1972年人卫本作“躁”。

也。其删改原文处，多逞臆说，不若方氏之纯正矣（恃才气者多武断）。且方氏创通大义，其功不可没也。喻氏、高氏、柯氏三子之于方氏，补偏救弊，其卓识妙悟，不无可取，而独恶其自高己见，各立门户，务掩前人之善耳。后之学者，其各以明道济世为急，毋以争名竞胜为心，民生幸甚（仁人之言，其利溥哉）。

汪按：分风寒营卫三法，始于成氏，未为甚非。至方氏始各立疆界，喻[1]氏并将温病小儿分为三法，则愈失愈远矣。

## 风 论

《内经》曰：风为百病之长。又曰：风者，善行而数变。夫风何以为百病之长乎？大易曰：元者，善之长也。盖冬至四十五日以后夜半，少阳起而立春，于立春前十五日交大寒节，而厥阴风木行令，所以疏泄一年之阳气，以布德行仁，生养万物者也。故王者功德既成以后，制礼作乐，舞八佾而宣八风，所谓四时和，八风理，而民不夭折。风非害人者也，人之腠理密而精气足者，岂以是而病哉？而不然者，则病斯起矣。以天地生生之具，反为人受害之物，恩极大而害亦广矣。盖风之体不一，而风之用有殊。春风自下而上，夏风横行空中，秋风自上而下，冬风刮地而行。其方位也，则有四正四隅，此方位之合于四时八节也。立春起艮方，从东北隅而来，名之曰条风，八节各随其方而起，常理也。如立春起坤方，谓之冲风，又谓之虚邪贼风，为其乘月建之虚，则其变也。春初之风，则夹寒水之母气；春末之风，则带火热之子气；夏初之风，则木气未尽，而炎火渐生；长夏之风，则挟暑气、湿气、木气，未为木库。大雨而后暴凉，则挟寒水之气。久晴不雨，以其近秋也，而先行燥气，是长夏之风，无所不

---

[1]喻：原作俞，据医学大成本、1972年人卫本及上下文改。

兼，而人则无所不病矣（所谓土兼五行也）。初秋则挟湿气，季秋则兼寒水之气，所以报冬气也。初冬犹兼燥金之气，正冬则寒水本令，而季冬又报来春风木之气，纸鸢起矣。再由五运六气而推，大运如甲己之岁，其风多兼湿气，一年六气中，客气所加何气，则风亦兼其气而行令焉。然则五运六气，非风不行。风也者，六气之帅也，诸病之领袖也，故曰百病之长也。其数变也奈何？如夏日早南风，少移时则由西而北而东，方南风之时，则晴而热，由北而东，则雨而寒矣。四时皆有早暮之变，不若夏日之数而易见耳。夫夏日曰长曰化，以盛万物也，而病亦因之而盛，《阴符》所谓害生于恩也。无论四时之风，皆带凉气者，木以水为母也；转化转热者，木生火也。且其体无微不入，其用无处不有，学者诚能体察风之体用，而于六淫之病，思过半矣。前人多守定一桂枝，以为治风之祖方，下此则以羌、防、柴、葛为治风之要药，皆未体风之情与《内经》之精义者也。桂枝汤在伤寒书内，所治之风，风兼寒者也，治风之变法也。若风之不兼寒者，则从《内经》风淫于内，治以辛凉，佐以苦甘，治风之正法也。以辛凉为正而甘温为变者何？风者木也，辛凉者金气，金能制木故也。风转化转热，辛凉苦甘则化凉气也（医不讲化气，不可与言治病用药）。

## 医书亦有经子史集论

儒书有经子史集，医书亦有经子史集。《灵枢》、《素问》、《神农本经》、《难经》、《伤寒论》、《金匮玉函经》，为医门之经；而诸家注论、治验、类案、本草、方书等，则医之子、史、集也。经细而子、史、集粗，经纯而子、史、集杂，理固然也。学者必不可不尊经，不尊经则学无根抵①，或流于异端。然尊经太

①抵：医学大成本、1972年人卫本作“柢”。

过，死于句下，则为贤者过之，《孟子》所谓尽信书则不如无书也。不肖者不知有经，仲景先师所谓各承家技，终始顺旧，省疾问病，务在口给，相对斯须，便处汤药，自汉时而已然矣，遑问后世。此道之所以常不明而常不行也。

## 本论起银翘散论

本论第一方用桂枝汤者，以初春余寒之气未消（此是初春畏寒之症，即以桂枝鼓动微阳），虽曰风温，系少阳之气。少阳紧承厥阴，厥阴根乎寒水，初起恶寒之证尚多，故仍以桂枝为首，犹时文之领上文来脉也。本论方法之始，实始于银翘散。

汪按：温病首桂枝，宗仲景也。再按：初春少阳主令，柴胡证亦时有，果诊候确当，亦当用之。本论不载者，以世俗多妄以柴胡通治四时杂感，故不欲相混，恐致伤寒温病界限不清耳。

吴按：六气播于四时，常理也。诊病者，要知夏日亦有寒病，冬日亦有温病，次年春夏尚有上年伏暑。错综变化，不可枚举，全在测证的确。本论凡例内云，除伤寒宗仲景法外，俾四时杂感，朗若列眉，后世学者，察证之时，若真知确见其为伤寒，无论何时，自当仍宗仲景。若真知六气中为何气，非伤寒者，则于本论中求之。上焦篇辨伤寒温暑疑似之间最详。

## 本论粗具规模论

本论以前人信经太过，经谓热病者，皆伤寒之类也，又以《伤寒论》为方法之祖，故前人遂于伤寒法中求温热，中行且犯此病。混六气于一《伤寒论》中，治法悉用辛温，其明者亦自觉不合，而未能自立模范（大意已见于前卷，此又反复以申明之）。瑭哀道之不明，人之不得其死，不自揣度而作是书，非与人争名，亦毫无求胜前贤之私心也。至其序论采录处，粗陈大略，未能精详，如暑证中之大顺散、冷香饮子、浆水散之类，俱未收录。一以前人已有，不必屋上架屋，一以卷帙纷繁，作者既苦日力无多，观者反畏繁而不览，是以本论不过粗具三焦六淫之大概规模而已。惟望后之贤者，进而求之，引而伸之，斯愚者之大幸耳。

## 寒疫论

世多言寒疫者，究其病状，则憎寒状①热，头痛骨节烦疼，虽发热而不甚渴，时行则里巷之中，病俱相类。若役使者然，非若温病之不甚头痛骨痛而渴甚，故名曰寒疫耳。盖六气寒水司天在泉，或五运寒水太过之岁，或六气中加临之客气为寒水，不论四时，或有是证，其未化热而恶寒之时，则用辛温解饥。既化热之后，如风温证者，则用辛凉清热，无二理也（徵按：寒疫颇②类伤寒，但脉不甚紧，亦不数而缓，间亦有口渴、便秘、耳聋者）③。

## 伪病名论

病有一定之名，近有古无今有之伪名。盖因俗人不识本病之名而伪造者，因而乱治，以致误人性命。如滞下、肠澼、下便④脓血，古有之矣，今则反名曰痢疾。盖利者，滑利之义，古称自利者，皆泄泻通利太过之证也。滞者，淤涩不通之象，二义正相反矣，然治法尚无大疵谬也。至妇人阴挺、阴蚀、阴痒、阴菌等

①状：医学大成本、1972 年人卫本作“壮”。

②颇：医学大成本作“病”。

③按全书体例，“徵按”应在正文末，此处却为眉批，存疑。下“温病起手太阴论”、“疹论”中“徵按”同此。

④下便：医学大成本、1972 年人卫本作“便下”。

证，古有明文，大抵多因于肝经郁结，湿热下注，浸淫而成，近日北人名之曰癗，历考古文，并无是字，焉有是病？而治法则用一种恶劣妇人，以针刺之，或用细勾勾之，利刀割之，十割九死，哀哉（即或不死，而已割复发，此生非割不行，竟委身于恶妇，岂亦宿孽使然欤）！其或间有一二刀伤不重，去血不多，病本轻微者，得愈，则恣索重谢。试思前阴乃肾之部，肝经蟠结之地，冲任督三脉由此而分走前后，岂可肆用刀勾之所！甚则肝郁胁病，经闭寒热等证，而亦名之曰癗，无形可割，则以大针针之。在妇人犹可借口曰妇人隐疾，以妇人治之。甚至数岁之男孩，痔疮、疝、瘕、疳疾，外感之遗邪，总而名之曰癗，而针之割之，更属可恶。在庸俗乡愚信而用之，犹可说也，竟有读书明理之文人，而亦为之蛊惑，不亦怪哉。又如暑月中恶腹痛，若霍乱而不得吐泻，烦闷欲死，阴凝之痞证也，治以苦辛芳热则愈。成霍乱则轻，论在中焦寒湿门中，乃今世相传谓之痧证，又有绞肠痧、乌痧之名，遂致方书中亦有此等名目矣。俗治以钱刮关节，使血气一分一合，数分数合而阳气行，行则通，通则痞开痛减而愈。但愈后周十二时不可饮水，饮水得阴气之凝，则留邪在络，遇寒或怒，动厥阴。则不时举发，发则必刮痧也。是则痧固伪名，刮痧乃通阳之法，虽流俗之治，颇能救急，犹可也。但禁水甚难，最易留邪。无奈近日以刮痧之法刮温病。夫温病，阳邪也，刮则通阳太急，阴液立见消亡。虽后来医治得法，百无一生。吾亲见有痉而死者，有痒不可忍而死者。庸俗之习，牢不可破，岂不哀哉！此外伪名妄治颇多，兹特举其尤者耳。若时医随口捏造伪名，南北皆有，不胜指屈矣。呜呼，名不正，必害于事，学者可不察乎（有以伪名相传者，亦有本不知其证而随口捏造伪名者，外科尤甚）？

# 温病起手太阴论

四时温病，多似伤寒，伤寒起足太阳，今谓温病起手太阴，何以手太阴亦主外感乎？手太阴之见证，何以大略似足太阳乎？手足有上下之分，阴阳有反正之义，庸可混乎？《素问·平人气象论》曰：藏真高于肺，以行营卫阴阳也。《伤寒论》中分营分卫，言阴言阳，以外感初起，必由卫而营，由阳而阴。足太阳如人家大门，由外以统内，主营卫阴阳。手太阴为华盖，三才之天，由上以统下，亦由外以包内，亦主营卫阴阳，故大略相同也（徵按：外以统内，犹城郭之于宫室；以上统下，犹冠冕之于裳履，二者相似略同）。大虽同而细终异，异者何？如太阳之窍主出，太阴之窍兼主出入；太阳之窍开于下，太阴之窍开于上之类，学者须于同中求异，异中验同，同异互参，真诠自见。

徵按：昔贤有云：伤寒传足不传手。是说也，举世莫明其故。考诸《阴阳别论》，三阳三阴之脉皆起于足，不起于手。人之伤于寒也，每伤于太阳寒水之地气，故其应于人身也，足先受之。太阳根起于至阴，其穴在足小指之外侧。阳明根起于厉兑，其穴在足大指次指之端。少阳根起于窍阴，其穴在足小指次指之端。太阴根起于隐白，其穴在足大指之端。少阴根起于涌泉，其穴在足心下踡指宛宛中。厥阴根起于大敦，其穴在足大指三毛中。其行于周身也，三阳脉行于表，三阴脉行于里，外为阳，内为阴，背为阳，腹为阴。伤寒由表入里，由浅入深，以次相传，必然之势。惟其足先受也，其病侧重在足，自不传于手经。不然，岂有一人之身，截而为二之理，而六气之邪，又有所偏向哉？若赵氏《医贯》中，直将三阳三阴传经之说，一概抹煞，并不分伤寒温病，惟以一逍遥散主治，又不免师心悖经之弊。以上所云，盖指冬月之正伤寒也。初春去冬未远，寒水之气尚在，至若四时伤寒，虽非寒水之气，而亦不免于浊阴之地气，诚不若温病所受，受于身半以上，多从鼻孔而入。盖身半以上主天气，肺开窍于鼻，亦天气也。

## 燥气论

前三焦篇所序之燥气，皆言化热伤津之证，治以辛甘微凉。金必克木，木受克，则子为母复仇，火来胜复矣。未及寒化，盖燥气寒化，乃燥气之正。《素问》谓阳明所至为清劲是也，《素问》又谓燥极而泽。土为金母，水为金子也。本论多类及于寒湿伏暑门中，如腹痛、呕吐之类，经谓燥淫所胜，民病善呕，心胁痛不能转侧者是也。治以苦温，《内经》治燥之正法也。前人有六气之中，惟燥不为病之说。盖以燥统于寒，吴氏《素问》注云：寒统燥湿，暑统风火，故云寒暑六入也。而近于寒。凡见燥病，只以为寒，而不知其为燥也。合六气而观之，余俱主生，独燥主杀，岂不为病者乎？细读《素问》自知。再前三篇原为温病而设，而类及于暑温、湿温，其于伏暑、湿温门中，尤必三致意者，盖以秋日暑湿踞于内，新凉燥气加于外，燥湿兼至，最难界限清楚，稍不确当，其败坏不可胜言。经谓粗工治病，湿证未已，燥证复起，盖谓此也。湿有兼热兼寒，暑有兼风兼燥，燥有寒化热化。先将暑湿燥分开，再将寒热辨明，自有准的。

## 外感总数论

天以六气生万物，其错综变化，无形之妙用，愚者未易窥测，而人之受病，即从此而来。近人止知六气太过曰六淫之邪，《内经》亦未穷极其变。夫六气伤人，岂界限清楚，毫无兼气也哉？以六乘六，盖三十六病也。夫天地大道之数，无不始于一而成于三。如一三为三，三三如九，九九八十一，而黄钟始备。六气为病，必再以三十六数，乘三十六，得一千二百九十六条，而外感之数始穷。此中犹不兼内伤，若兼内伤，则靡可纪极矣。呜呼，近人凡见外感，主以一柴葛解肌汤，岂不谬哉？

## 治病法论

治外感如将，兵贵神速，机圆法活，去邪务尽，善后务细。盖早平一日，则人少受一日之害。治内伤如相，坐镇从容，神机默运，无功可言，无德可见，而人登寿域。治上焦如羽，非轻不举。治中焦如衡，非平不安。治下焦如权。非重不沉。

## 吴又可温病禁黄连论

唐宋以来，治温热病者，初用辛温发表，见病不为药衰，则恣用苦寒，大队芩、连、知、柏，愈服愈燥，河间且犯此弊。盖苦先入心，其化以燥，燥气化火，反见齿板黑、舌短黑、唇裂黑之象，火极而似水也。吴又可非之诚是，但又不识苦寒化燥之理，以为黄连守而不走，大黄走而不守。夫黄连不可轻用，大黄与黄连同一苦寒药，迅利于黄连百倍，反可轻用哉？余用普济消毒饮于温病初起，必去芩、连，畏其入里而犯中下焦也。于应用芩、连方内，必大队甘寒以监之，但令清热化阴，不令化燥。如阳亢不寐、火腑不通等证，于酒客便溏濒数者，则重用之。湿温门则不惟不忌芩、连，仍重赖之，盖欲其化燥也。语云药用当而通神，医者之于药，何好何恶，惟当之是求。

汪按：王太仆曰：大热而甚，寒之不寒，是无水也。苦寒者，寒之也，甘寒者，壮水之主，以制阳光也。

## 风温温热气复论

仲景谓腰以上肿当发汗，腰以下肿当利小便，盖指湿家风水、皮水之肿而言。又谓无水虚肿，当发其汗，盖指阳气闭结而阴不虚者言也。若温热大伤阴气之后，由阴精损及阳气，愈后阳气暴复，阴尚亏歉之至，岂可发汗利小便哉？吴又可于气复条下，谓血乃气之依归，气先血而生，无所依归，故暂浮肿，但静养节饮食自愈。余见世人每遇浮肿，便与淡渗利小便方法，岂不畏津液消亡而成三消证、快利津液为肺痈肺痿证，与阴虚咳嗽身热之劳损证哉？余治是证，悉用复脉汤，重加甘草，只补其未足之阴，以配其已复之阳，而肿自消。千治千得，无少差谬，敢以告后之治温热气复者。暑温、湿温不在此例。

## 治血论

人之血，即天地之水也，在卦为坎。坎为血卦。治水者，不求之水之所以治，而但曰治水，吾未见其能治也。盖善治水者，不治水而治气（名言不刊）。坎之上下两阴爻，水也；坎之中阳，气也，其原分自乾之中阳。乾之上下两阳，臣与民也；乾之中阳，在上为君，在下为师（所谓水天一气），天下有君师各行其道于天下，而彝伦不叙者乎？天下有彝伦攸叙而水不治者乎？此《洪范》所以归本皇极，而与《禹贡》相为表里者也。故善治血者，不求之有形之血，而求之无形之气。盖阳能统阴，阴不能统阳，气能生血，血不能生气。倘气有未和，如男子不能正家，而责之无知之妇人，不亦拙乎？至于治之之法，上焦之血，责之肺气或心气；中焦之血，责之胃气或脾气；下焦之血，责之肝气、肾气、八脉之气。治水与血之法，间亦有用通者，开支河也；有用塞者，祟隄防也。然皆已病之后，不得不与治其末，而非未病之先，专治其本之道也。

汪按：血虚者，补其气而血自生；血滞者，调其气而血自通；血外溢者，降其气而血自下；血内溢者，固其气而血自止。

## 九窍论

人身九窍，上窍七，下窍二，上窍为阳，下窍为阴，尽人而知之也。其中阴阳奇偶生成之妙谛，《内经》未言，兹特补而论之。阳窍反用偶，阴窍反用奇。上窍统为阳，耳目视听，其气清为阳；鼻臭口食，其气浊则阴也。耳听无形之声，为上窍阳中之至阳，中虚而形纵，两开相离甚远。目视有形之色，为上窍阳中之阴，中实而横，两开相离较近。鼻臭无形之气，为上窍阴中之阳，虚而形纵，虽亦两窍，外则仍统于一。口食有形之五味，为上窍阴中之阴，中又虚又实，有出有纳而形横，外虽一窍，而中仍二（独出心裁，穷理入细）。合上窍观之，阳者偏，阴者正，土居中位也；阳者纵，阴者横，纵走气而横走血，血阴而气阳也。虽曰七窍，实则八也。阳窍外阳七数而内阴八数，外奇而内偶，阳生于七，成于八也。生数，阳也；成数，阴也。阳窍用成数，七、八，成数也。下窍能生化之前阴，阴中之阳也，外虽一窍而内实二，阳窍用偶也。后阴但主出浊，为阴中之至阴，内外皆一而已，阴窍用奇也。合下窍观之，虽曰二窍，暗则三也。阴窍外阴二数而内阳三数，外偶而内奇。阴窍用生数，二、三，生数也。上窍明七，阳也；暗八，阴也。下窍明二，阴也；暗三，阳也。合上下窍而论之，明九，暗十一。十一者，一也，九为老，一为少，老成而少生也。九为阳数之终，一为阳数之始，始终上下，一阳气之循环也。开窍者，运阳气也。妙谛无穷，一互字而已。但互中之互，最为难识。余尝叹曰：修身者，是字难；格致者，互字难。

汪按：此即阴阳互根之义，发明极精核。

## 形体论

《内经》之论形体，头足腹背，经络脏腑，详矣，而独未总论夫形体之大纲，不揣鄙陋补之。人之形体，顶天立地，端直以长，不偏不倚，木之象也。在天为元，在五常为仁，是天以仁付之人也，故使其体直，而麟、凤、龟、龙之属莫与焉。孔子曰：人之生也直，罔之生也幸而免。蘧蒢[①]戚施，直之对也。程子谓生理本直，味本字之义。盖言天以本直之理，生此端直之形，人自当行公直之行也（以希贤希圣之心，行生物生人之道）。人之形体，无鳞介毛羽，谓之倮虫。倮者土也，土主信，是地以信付之人也。人受天之仁，受地之信，备健顺五常之德，而有精神魂魄心意志思智虑，以行孝悌忠信，以期不负天地付畀之重，自别于鳞、凤、龟、龙之属。故孟子曰：万物皆备于我矣。又曰：惟圣人然后可以践形。《孝经》曰：天地之道，人为贵。人可不识人之形体以为生哉？医可不识人之形体以为治哉？

徵按：本论补《伤寒论》未备而作也。杂说一卷，又补篇中遗意，而欲拯流俗之弊。末作九窍、形体二论，总结全部，兼补《内经》之所阙，欲人见著知微，明体达用，即如九窍、形体，日[②]在目前，犹且习焉不察，从未经人道破，甚矣，格致之难也。儒者不能格致，则无以穷理尽性以至于命，是负天之所生；医者不能格致，则无以处方用法，生物生人。日从事于轩岐之书，亦犹是瞑行而索途耳。盖人之自生，与生人之生，异出同

①蒢：医学大成本作“篨”。

②日：医学大成本作“自”，义胜。

原，皆赖此一点不忍之心为之，所谓仁也。论形体而归本于造化，见天地付畀甚重，不可不自重，而又望人甚重以重之。是篇也，兼形气名物理数而言，非若小家倚于一偏之论而已也。其不忍之心，为何如耶！

汪按：杂说一编，因本论有未备者，作此以纬之。虽偶及形体气血，大旨仍以发明本论，非泛言医理也。妇人小儿，各有专科，然自温病门径未清，因而产后惊风、急惊、慢惊之伪名，纷纭舛错，故作解产难、解儿难。痘疹之为证，仍与六气同治。痘虽原于胎毒，亦因六气而发，故并及之。盖温病门径不清，势必以他法妄治，然非诸证门径皆清，亦不能辨明温病。经云：知其要者，一言而终。是所望于学者之博学详说，而一以贯之矣。

# 卷　五

# 解产难

汪瑟菴先生参订　吴瑭鞠通氏著
徵以园先生同参　受业姪嘉会校字
朱武曹先生点评　男　廷连同校

## 解产难题词

天地化生万物，人为至贵，四海之大，林林总总，孰非母产。然则母之产子也，得天地四时日月水火自然之气化，而亦有难云乎哉？曰：人为之也。产后偶有疾病，不能不有赖于医。无如医者不识病，亦不识药，而又相沿故习，伪立病名；或有成法可守者而不守，或无成法可守者而妄生议论；或固执古人一偏之论，而不知所变通。种种遗患，不可以更仆数。夫以不识之药，处于不识之病，有不死之理乎？其死也，病家不知其所以然，死者更不知其所以然，而医者亦复不知其所以然，呜呼冤哉！瑭目击神伤，作解产难。

## 产后总论

产后治法，前人颇多，非如温病混入《伤寒论》中，毫无尺度者也。奈前人亦不无间有偏见，且散见于诸书之中，今人读书不能搜求拣择，以致因陋就简，相习成风。兹特指出路头，学者随其所指而进步焉，当不岐于路矣。本论不及备录，古法之阙略者补之，偏胜者论之，流俗之坏乱者正之，治验之可法者表之。

## 产后三大证论一

产后惊风之说，由来已久，方中行先生驳之最详，兹不复议。《金匮》谓新产妇人有三病，一者病痉，二者病郁冒，三者大便难。新产血虚，多汗出，喜中风，故令人病痉。亡血复汗，故令郁冒。亡津液胃燥，故大便难。产妇郁冒，其脉微弱，呕不能食，大便反坚，但头汗出。所以然者，血虚而厥，厥而必冒，冒家欲解，必大汗出。以血虚下厥，孤阳上出，故头汗出。所以产妇喜汗出者，亡阴血虚，阳气独盛，故当汗出，阴阳乃复（经所谓阴平阳秘，精神乃治也）。大便坚，呕不能食，小柴胡汤主之。病解能食，七八日复发热者，此为胃实，大承气汤主之。按此论乃产后大势之全体也，而方则为汗出中风一偏之证而设，故沈目南谓仲景本意，发明产后气血虽虚，然有实证，即当治实，不可顾虑其虚，反致病剧也。

## 产后三大证论二

按产后亦有不因中风，而本脏自病郁冒、痉厥、大便难三大证者。盖血虚则厥，阳孤则冒，液短则大便难。冒者汗者，脉多洪大而芤。痉者厥者，脉则弦数，叶氏谓之肝风内动，余每用三甲复脉、大小定风珠及专翕大生膏而愈。方法、注论悉载下焦篇。浅深次第，临时斟酌。

## 产后三大证论三

《心典》云：血虚汗出，筋脉失养，风入而益其劲，此筋病也；亡阴血虚，阳气遂厥，而寒复郁之，则头眩而目瞀，此神病也；胃藏津液而灌溉诸阳，亡津液胃燥，则大肠失其润而大便难，此液病也。三者不同，其为亡血伤津则一，故皆为产后所有之病。即此推之，凡产后血虚诸证，可心领而神会矣。按以上三大证，皆可用三甲复脉、大小定风珠、专翕膏主之。盖此六方，皆能润筋，皆能守神，皆能增液故也，但有浅深次第之不同耳。产后无他病，但大便难者，可与增液汤。方注并见中焦篇温热门。以上七方，产后血虚液短，虽微有外感，或外感已去大半，邪少虚多者，便可选用，不必俟外感尽净而后用之也。再产后误用风药，误用辛温刚燥，致令津液受伤者，并可以前七方斟酌救之。余制此七方，实从《金匮》原文体会而来，用之无不应手而效，故敢以告来者（方出心血，悟从《金匮》，故能奏效如神，非若张氏之以羌活代麻黄也）。

## 产后瘀血论

张石顽云：产后元气亏损，恶露乘虚上攻，眼花头眩，或心下满闷，神昏口噤，或痰涎壅盛者，急用热童便主之。或血下多而晕，或神昏烦乱，芎归汤加人参、泽兰、童便，兼补而散之。此条极须斟酌。血下多而晕，血虚可知，岂有再用芎、归、泽兰辛窜走血中气分之品，以益其虚哉！其方全赖人参固之，然人参在今日，值重难办，方既不善，人参又不易得，莫若用三甲复脉、大小定风珠之为愈也，明者悟之。又败血上冲有三：或歌舞谈笑，或怒骂坐卧，甚则逾墙上屋，此败血冲心，多死，用花蕊石散或琥珀黑龙丹。如虽闷乱，不至颠狂者，失笑散加郁金。若饱闷呕恶，腹满胀痛者，此败血冲胃，五积散或平胃加姜、桂，不应，送来复丹。呕逆腹胀，血化为水者，《金匮》下瘀血汤。若面赤呕逆欲死，或喘急者，此败血冲肺，人参、苏木，甚则加芒硝荡涤之。大抵冲心者，十难救一，冲胃者五死五生，冲肺者十全一二（今所谓冲心者，皆冲胃也，冲心者十不一见）。又产后口鼻起黑色而鼻衄者，是胃气虚败而血滞也，急用人参、苏木，稍迟不救。愚按产后原有瘀血上冲等证，张氏论之详矣。产后瘀血实证，必有腹痛拒按情形，如果痛处拒按，轻者用生化汤，重者用回生丹最妙。盖回生丹以醋煮大黄，约入病所而不伤他脏，内多飞走有情食血之虫，又有人参护正，何瘀不破，何正能伤？近见产妇腹痛，医者并不问拒按喜按，一概以生化汤从事，甚至病家亦不延医，每至产后，必服生化汤十数帖，成阴虚劳病，可胜悼哉！余见古本《达生篇》中，生化汤方下注云：专治产后瘀血腹痛、儿枕痛，能化瘀生新也。方与病对，确有所据。近日刻本直云治产后诸病，甚至有注产下即服者，不通已极，可恶可恨。再《达生篇》一书，大要教人静镇，待造化之自然，妙不可言，而所用方药，则未可尽信。如达生汤下：怀孕九月后服，多服尤妙。所谓天下本无事，庸人自扰之矣。岂有不问孕妇之身体脉象，一概投药之理乎？假如沉涩之脉，服达生汤则可，若流利洪滑之脉，血中之气本旺，血分温暖，何可再用辛走气乎（孕妇之脉，洪滑流利者无病，沉弦迟涩皆病也）？必致产后下血过多而成痉厥矣。如此等不通之语，辨之不胜其辨，可为长太息也！

徵按：近时有保产无忧饮一方，不知起自何人，盛行都下，无论产前何病，一概用之。甚至有孕妇人无病亦服之，名曰安胎。而药肆中即以此方并生化汤，撮合现成，谓之官方药，治胎前产后一切病证，更觉可笑。

# 产后宜补宜泻论

朱丹溪云：产后当大补气血，即有杂病，以[1]末治之，一切病多是血虚，皆不可发表。张景岳云：产后既有表邪，不得不解；既有火邪，不得不清；既有内伤停滞，不得不开通消导，不可偏执。如产后外感风寒，头痛身热，便实中满，脉紧数洪大有力，此表邪实病也。又火盛者，必热渴躁烦，或便结腹胀，口鼻舌焦黑，酷喜冷饮，眼眵尿痛，溺赤，脉洪滑，此内热实病也。又或因产过食，致停蓄不散，此内伤实病也。又或郁怒动肝，胸胁胀痛，大便不利，脉弦滑，此气逆实病也。又或恶露未尽，瘀血上冲，心腹胀满，疼痛拒按，大便难，小便利，此血逆实证也。遇此等实证，若用大补，是养虎为患，误矣。愚按二子之说，各有见地，不可偏废，亦不可偏听。如丹溪谓产后不可发表，仲景先师原有亡血禁汗之条，盖汗之则痉也。产后气血诚虚，不可不补。然杂证一概置之不问，则亦不可，张氏驳之诚是。但治产后之实证，自有妙法，妙法为何？手挥目送是也。手下所治系实证，目中心中意中注定是产后，识证真，对病确，一击而罢（执其两端，用其中于民）。治上不犯中，治中不犯下，目中清楚，指下清楚，笔下再清楚，治产后之能事毕矣。如外感自上焦而来，固云治上不犯中，然药反不可过轻，须用多备少服法，中病即已。外感已，即复其虚，所谓无粮之兵，贵在速战。若畏产后虚怯，用药过轻，延至三四日后，反不能胜药矣。余治产后温暑，每用此法，如腹痛拒按则化瘀，喜按即补络，快如转丸。总要医者平日用功，参悟古书，临证不可有丝毫成见而已（胸中要有成竹，临证时却不可先有成见）。

---

[1]以：医学大成本、1972年人卫本作“从”。

## 产后六气为病论

产后六气为病，除伤寒遵仲景师外，孕妇伤寒，后人有六合汤法。当于前三焦篇中求之。斟酌轻重，或速去其邪，所谓无粮之师，贵在速战者是也。或兼护其虚，一面扶正，一面驱邪。大抵初起以速清为要，重证亦必用攻。余治黄氏温热，妊娠七月，胎已欲动，大实大热，目突舌烂，乃前医过于瞻顾所致，用大承气一服，热退胎安，今所生子二十一岁矣。如果六气与痉瘛之因，皦然心目，俗传产后惊风之说可息矣。

## 产后不可用白芍辨

朱丹溪谓产后不可用白芍，恐伐生生之气，则大谬不然，但视其为虚寒虚热耳。若系虚寒，虽非产后，亦不可用。如仲景有桂枝汤去芍药法、小青龙去芍药法。若系虚热，必宜用之收阴。后世不善读书者，古人良法不知守，此等偏谬处，偏牢记在心，误尽大事，可发一叹。按白芍花开春末夏初，禀厥阴风木之全体，得少阴君火之气化，炎上作苦，故气味苦平，《本经》芍药并无酸字，但云苦平无毒，酸字后世妄加者也。主治邪气腹痛，除血痺，破坚积、寒热疝瘕，止痛，利小便，益气，岂伐生生之气者乎？使伐生气，仲景小建中汤补诸虚不足，而以之为君乎？张隐菴《本草崇原》中论之最详（仲祖方中，四逆散用之，当归四逆汤亦用之，真武汤亦用之）。

徵按：产后之不用白芍，犹之乎产后之不用人参也。世俗医者云：不怕胎前一两，只怕产后一分。甚言产后之不用参也。余荆室素禀阳微，产后恶露亦少，忽尔郁冒不知人，仆妇儿女环侍逾时，皆以为死，且唤且哭。余审视之，知其为阳气不复也，急以独参汤灌之乃苏，而其母家犹以为孟浪。甚矣，邪说之害，良可叹也！

## 产后误用归芎亦能致瘛论

当归、川芎，为产后要药，然惟血寒而滞者为宜，若血虚而热者，断不可用。盖当归七八月[①]开花，得燥金辛烈之气，香窜异常，甚于麻、辛，不过麻、辛无汁而味薄，当归多汁而味厚耳。用之得当，功力最速，用之不当，为害亦不浅。如亡血液亏，孤阳上冒等证，而欲望其补血，不亦愚哉？盖当归止能运血，裒多益寡，急走善窜，不能静守，误服致瘛，瘛甚则脱。川芎有车轮纹，其性更急于当归。盖物性之偏长于通者，必不长于守也。世人不敢用白芍，而恣用当归、川芎，何其颠倒哉（生化汤命名，全是以通为补之义）！

## 产后当究奇经论

产后虚在八脉，孙真人创论于前，叶天士畅明于后，妇科所当首识者也。盖八脉丽于肝肾，如树木之有本也。阴阳交构，胎前产后，生生化化，全赖乎此。古语云：医道通乎仙道者，此其大门也（如此，而后可读丹经）。

## 下死胎不可拘执论

死胎不下，不可拘执成方而悉用通法，当求其不下之故，参之临时所现之证若何，补偏救弊，而胎自下也。余治一妇，死胎

---

①七八月：医学大成本、1972年人卫本作“秋分始”。

不下二日矣，诊其脉则洪大而芤，问其证则大汗不止，精神恍惚欲脱。余曰：此心气太虚，不能固胎。不问胎死与否，先固心气，用救逆汤加人参，煮三杯，服一杯而汗敛，服二杯而神清气宁，三杯未服而死胎下矣。下后补肝肾之阴，以配心阳之用而愈。若执成方而用平胃、朴硝，有生理乎？

## 催生不可拘执论

催生亦不可拘执一辙，阳虚者补阳，阴损者翕阴，血滞者通血。余治一妇，素日脉迟，而有癥瘕、寒积厥痛，余用通补八脉大剂丸料，服半载而成胎，产时五日不下，是夕方延余诊视。余视其面青，诊其脉再至，用安边桂五钱，加入温经补气之品，作三杯，服二杯而生矣，亦未曾服第三杯也（不问其所以然之故，而惟事催生，若冬葵子、兔脑丸之类，遇此等证，何益哉）。次日诊其脉涩，腹痛甚，拒按，仍令其服第三杯。又减其制，用一帖，下癥块长七八寸，宽二三寸。其人腹中癥块，本有二枚，兹下其一，不敢再通矣（经所谓衰其大半而止，过则死也）。仍用温通八脉由渐而愈。其他治验甚多，略举一二，以见门径耳。

## 产后当补心气论

产后心虚一证，最为吃紧。盖小儿禀父之肾气、母之心气而成，胞宫之脉，上系心包，产后心气十有九虚，故产后补心气亦大扼要。再水火各自为用，互相为体，产后肾液虚，则心体亦虚，补肾阴以配心阳，取坎填离法也。余每于产后惊悸脉芤者，用加味大定风珠，获效多矣。方见温热下焦篇①，即大定风珠加人参、龙

①方见温热下焦篇：叶氏重锓本作“方见下焦篇十三页”。

骨、秋小麦、茯神者。产后一切外感，当于本论三焦篇中求之，再细参叶案则备矣。

## 产后虚寒虚热分别论治论

产后虚热，前则有三甲复脉三方，大小定风珠二方，专翕膏一方，增液汤一方。三甲、增液原为温病善后而设，定风珠、专翕膏则为产后虚损，无力服人参而设者也。古人谓产后不怕虚寒，单怕虚热。盖温经之药，多能补虚，而补虚之品，难以清热也。故本论详立补阴七法，所以补丹溪之未备。又立通补奇经丸，为下焦虚寒而设。又立天根月窟膏，为产后及劳伤、下焦阴阳两伤而设也。乃从阳补阴，从阴补阳互法，所谓天根月窟间来往，三十六宫都是春也。

汪案：产后别有类白虎一证，大热大汗大渴，全似白虎，惟脉大而无力，东垣用补血汤治之，余用有验。盖此证本于劳役伤阳，不徒阴虚，此汤即从仲景羊肉汤化出也。

## 保胎论一

每殒胎五六月者，责之中焦不能荫胎，宜平日常服小建中汤。下焦不足者，天根月窟膏，蒸动命门真火，上蒸脾阳，下固八脉，真精充足，自能固胎矣。

汪案：五六月堕胎者，用杜仲续断丸，脾虚甚者加白术。三月堕胎者，用逍遥散加生地，热甚者加黄芩，亦能保胎。论中所立膏方，乃为虚损之甚，精血衰亏者设耳（此书原补前人之未备，非谓全璧，学者参考可也）。

## 保胎论二

每殒胎必三月者，肝虚而热，古人主以桑寄生汤。夫寄生临时保胎，多有鞭长莫及之患，且方中重用人参合天冬，岂尽人而能用者哉？莫若平时长服二十四味专翕膏，方见下焦篇秋燥门。轻者一料，即能大生，重者两料，滑过三四次者。永不堕胎。每一料得干丸药二十斤，每日早中晚服三次，每次三钱，约服一年。必须戒房事，毋令速速成胎方妙。盖肝热者成胎甚易，虚者又不能保，速成速堕，速堕速成，尝见一年内二三次堕者，不死不休，仍未曾育一子也。专翕纯静，翕摄阳动之太过，肝虚热易成易堕，岂非动之太过乎！药用有情者半，以补下焦精血之损，以洋参数斤代人参，九制以去其苦寒之性，炼九日以合其纯一之体，约费不过三四钱人参之价可办矣。愚制二十一味专翕膏，原为产后亡血过多，虚不肯复，痉厥心悸等证而设，后加麋茸、桑寄生、天冬三味，保三月殒胎三四次者，获效多矣，故敢以告来者。

**通补奇经丸** 甘咸微辛法

鹿茸八两，力不能者以嫩毛角代之 紫石英生研极细，二两 龟板炙，四两 枸杞子四两 当归炒黑，四两 肉苁蓉六两 小茴香炒黑，四两 鹿角胶六两 沙苑蒺藜二两 补骨脂四两 人参力绵者以九制洋参代之，人参用二两，洋参用四两 杜仲二两

右为极细末，炼蜜为丸，小梧子大，每服二钱，渐加至三钱。大便溏者，加莲子、芡实、牡蛎各四两，以蒺藜、洋参熬膏法丸。淋滞者加桑螵蛸、菟丝子各四两。癥瘕久聚少腹痛者，去补骨、蒺藜、杜仲，加肉桂、丁香各二两。

**天根月窟膏方** 酸甘咸微辛法。阴阳两补、通守兼施复法也

鹿茸一斤 乌骨鸡一对 鲍鱼二斤 鹿角胶一斤 鸡子黄十六枚 海参二斤 龟板二斤 羊腰子十六枚 桑螵蛸一斤 乌贼骨一斤 茯

苓二斤　牡蛎二斤　洋参三斤　兔丝子一斤　龙骨二斤　莲子三斤　桂圆肉一斤　熟地四斤　沙苑蒺藜二斤　白芍二斤　芡实二斤　归身一斤　小茴香一斤　补骨脂二斤　枸杞子二斤　肉苁蓉二斤　萸肉一斤　紫石英一斤　生杜仲一斤　牛膝一斤　萆薢一斤　白蜜三斤

右三十二味，熬如专翕膏法。用铜锅四口，以有情归有情者二，无情归无情者二。文火次第煎炼取汁，另入一净锅内，细炼九昼夜成膏，后下胶、蜜。以方中有粉无汁之茯苓、莲子、芡实、牡蛎、龙骨、鹿茸、白芍、乌贼骨八味为极细末，和前膏为丸，梧子大。每服三钱，日三服。

此方治下焦阴阳两伤，八脉告损，急不能复，胃气尚健，胃弱者不可与，恐不能传化重浊之药也。无湿热证者；男子遗精滑泄，精寒无子，腰膝痠痛之属肾虚者；以上数条，有湿热皆不可服也。老年体瘦痱中，头晕耳鸣，左肢麻痹，缓纵不收，属下焦阴阳两虚者；以上诸证，有单属下焦阴虚者，宜专翕膏，不宜此方。妇人产后下亏，淋带癥瘕，胞宫虚寒无子，数数殒胎，或少年生育过多，年老腰膝尻胯痠痛者。

# 卷　六

# 解儿难

汪瑟菴先生参订　吴瑭鞠通氏著
徽以园先生同参　受业姪嘉会校字
朱武曹先生点评　男　廷连同校

## 解儿难题词

儿曷为乎有难？曰：天时人事为之也，难于天者一，难于人者二。天之大德曰生，曷为乎难儿也？曰：天不能不以阴阳五行化生万物，五行之运不能不少有所偏，在天原所以相制，在儿任其气则生，不任其气则难，虽天亦无如何①，此儿之难于天者也。其难于人者奈何？曰：一难于儿之父母，一难于庸陋之医。天下之儿，皆天下父母所生，天下父母有不欲其儿之生者乎？曷为乎难于父母耶？曰：即难于父母欲其儿之生也。父母曰：人生于温，死于寒，故父母惟恐其儿之寒②。父母曰：人以食为天，饥则死，故父母惟恐其儿之饥③。天下之儿，得全其生者此也，天下之儿，或受其难者亦此也。谚有之曰：小儿无冻饿之患，有饱暖之灾。此发乎情，不能止乎义礼，止知以慈为慈，不知以不慈为慈，此儿之难于父母者也。天下之医，操生人之术，未有不

---

①无如何：医学大成本、1972 年人卫本作“莫可如何也”。
②寒：医学大成本、1972 年人卫本后有一“也”字。
③饥：医学大成本、1972 年人卫本后有一“也”字。

欲天下之儿之生，未有不利天下之儿之生，天下之儿之难，未有不赖天下之医之有以生之也。然则医也者，所以补天与父母之不逮以生儿者也，曷为乎天下之儿，难于天下之医也？曰：天下若无医，则天下之儿难犹少，且难于天与父母无怨也。人受生于天与父母，即难于天与父母，又何怨乎？自天下之医愈多，斯天下之儿难愈广，以受生于天于父母之儿，而难于天下之医，能无怨乎？曷为乎医愈多而儿之难愈广也？曰：医也者，顺天之时，测气之偏，适人之情，体物之理。名也，物也，象也，数也，无所不通，而受之以谦，而后可以言医。尤必上与天地呼吸相通，下与小儿呼吸相通，而守之以诚，而后可以为医。奈何挟生人之名，为利已之术，不求岁气，不畏天和，统举四时，率投三法，毫无知识，囿于见闻，并不知察色之谓何，闻声之谓何，朝微夕甚之谓何，或轻或重之谓何。甚至一方之中，外自太阳，内至厥阴，既与发表，又与攻里，且坚执小儿纯阳之说，无论何气使然，一以寒凉为准，无论何邪为病，一以攻伐为先。谬造惊风之说，惑世诬民，妄为疳疾之丸，戕生伐性，天下之儿之难，宁有终穷乎？前代贤医，历有辩难而未成书，瑭虽不才，愿解儿难。

## 儿科总论

古称难治者，莫如小儿，名之曰哑科。以其疾痛烦苦，不能自达，且其脏腑薄，藩篱疏，易于传变。肌肤嫩，神气怯，易于感触。其用药也，稍呆则滞，稍重则伤，稍不对证，则莫知其乡，捉风捕影，转救转剧，转去转远。惟较之成人，无七情六欲之伤，外不过六淫，内不过饮食胎毒而已。然不精于方脉妇科，透彻生化之源者，断不能作儿科也。

汪按：小儿但无色欲耳，喜怒悲恐，较之成人，更专且笃，亦不可不察也。

## 俗传儿科为纯阳辩

古称小儿纯阳，此丹灶家言，谓其未曾破身耳，非盛阳之谓。小儿稚阳未充，稚阴未长者也。男子生于七，成于八，故八月生乳牙，少有知识；八岁换食牙，渐开智慧；十六而精通，可以有子；三八二十四岁真牙生俗谓尽根牙。而精足，筋骨坚强，可以任事，盖阴气长而阳亦充矣。女子生于八，成于七，故七月生乳牙，知提携；七岁换食牙，知识开，不令与男子同席；二七十四而天癸至，三七二十一岁而真牙生，阴始足，阴足而阳充也，命之嫁。小儿岂盛阳者哉！俗谓女子知识，恒早于男子者，阳进阴退故也。

## 儿科用药论

世人以小儿为纯阳也，故重用苦寒。夫苦寒药，儿科之大禁也。丹溪谓产妇用白芍，伐生生之气，不知儿科用苦寒，最伐生生之气也。小儿，春令也，东方也，木德也，其味酸甘，酸味人或知之，甘则人多不识（小儿每喜食酸甘，其理于此可悟）。盖弦脉者，木脉也，经谓弦无胃气者死。胃气者，甘味也，木离土则死。再验之木实，则更知其所以然矣。木实惟初春之梅子，酸多甘少，其他皆甘多酸少者也。故调小儿之味，宜甘多酸少，如钱仲阳之六味丸是也。苦寒之所以不可轻用者何？炎上作苦，万物见火而化，苦能渗湿。人，倮虫也，体属湿土，湿淫固为人害，人无湿则死，故湿重者肥，湿少者瘦，小儿之湿，可尽渗哉？在用药者以为泻火，不知愈泻愈瘦，愈化愈燥（经云壮火食气，气食少火），苦先入心，其化以燥也，而且重伐胃汁，直至痉厥而死者有之。小儿之火，惟壮火可减[①]，若少火则所赖以生者，何可恣用苦寒以清之哉？故存阴退热为第一妙法。存阴退热，莫过六味之酸甘化阴也。惟湿温门中，与辛淡合用，燥火则不可也。余前序温热，虽在大人，凡用苦寒，必多用甘寒监之，惟酒客不禁。

## 儿科风药禁

近日行方脉者，无论四时所感为何气，一概羌、防、柴、葛，不知仲景先师，有风家禁汗、亡血家禁汗、湿家禁汗、疮家禁汗四条，皆为其血虚致痉也。然则小儿痉病，多半为医所造，皆不识六气之故。

## 痉因质疑

痉病之因，《素问》曰：诸痉项强，皆属于湿。此湿字大有可疑，盖风字误传为湿字也。余少读方中行先生《痉书》，一生治病，留心痉证，觉六气皆能致痉。风为百病之长，六气莫不由风而伤人，所有痉病现证，皆风木刚强屈㑊[②]之象。湿性下行而柔，木性上行而刚，单一湿字，似难包得诸痉。且湿字与项强字即不对，中行《痉书》一十八条，除引《素问》《千金》二条，余十六条内，脉二条，证十四条，俱无湿字证据。如脉二条，一曰：夫痉脉，按之紧如弦，直上下行。二曰：《脉经》云，痉家，其脉伏坚，直上下。皆风木之象，湿之反面也。余十四条，风寒致痉居其十，风家禁下一条，疮家禁汗一条，新产亡血二条，皆无所谓湿也者。即《千金》一条，曰：太阳中风，重感于寒，湿

---

①减：医学大成本作“灭”。

②㑊：医学大成本作“劲”。

则变痉也。上下文义不续，亦不可以为据。中行注云：痉，自《素问》以来，其见于《伤寒论》者，乃叔和所述《金匮》之略也。《千金》虽有此言，未见其精悉。可见中行亦疑之（汪按：方书首一条，引《金匮》太阳病发汗太多，因致痉。经但云发汗太多，并未言湿。方氏以汗多流漓为湿，有心牵合《素问》，未为真确。且刚痉无汗，何以亦谓之湿？方氏注此，亦觉难通而强为之说。又如水流漓，风去湿不去，乃湿家之禁，桂枝解肌，尚①不欲大汗，若麻黄发汗，并②无太过之禁。况本文汗多致痉，正以血虚之故，并非因汗而湿，因湿而痉，方中栝蒌桂枝葛根等汤，亦无除湿之义。方氏立论，附会难通，后学勿为所误可也③）。且《千金》一书，杂乱无章，多有后人羼杂，难以为据。《灵枢》、《素问》二书，非神圣不能道，然多述于战国汉人之笔，可信者十之八九，其不可信者一二。如其中多有后世官名地名，岂轩岐逆料后世之语，而先言之哉？且代远年湮，不无脱简错误之处。瑭学述浅陋，不敢信此湿字，亦不敢直断其非，阙疑以俟来者。

汪按：古书甚少，除朝廷史志外，其余学术，皆师弟以口耳相传，至战国时始著之竹帛，如《内经》等书，后人或以为岐黄自作，或以后人伪托，皆非也。

## 湿痉或问

或问：子疑《素问》痉因于湿，而又谓六淫之邪，皆能致痉，亦复有湿痉一条，岂不自相矛盾乎？曰：吾所疑者，诸字皆字，似湿之一字，不能包括诸痉，惟风可以该括，一也；再者湿性柔，不能致强，初起之湿痉，必兼风而后成也。且俗名痉为惊风，原有急慢二条，所谓急者，一感即痉，先痉而后病；所谓慢

①尚：医学大成本作“倘”。
②并：医学大成本作“岂”。
③本书体例，“汪按”应在正文之末，且此段文末有“汪按”，存疑。

者，病久而致痉者也。一感即痉者，只要认证真，用药确，一二帖即愈，易治也；病久而痉者，非伤脾阳，肝木来乘，即伤胃汁肝阴，肝风鸱张，一虚寒，一虚热，为难治也。吾见湿因致痉，先病后痉者多，如夏月小儿暑湿泄泻暴注，一昼夜百数十行，下多亡阴，肝乘致痉之类。霍乱最能致痉，皆先病后痉者也。当合之杂说中风论一条参看。以卒得痉病而论，风为百病之长，六淫之邪，皆因风而入。以久病致痉而论，其强直背反瘈瘲之状，皆肝风内动为之也（瘈瘲与掣纵义同，方书云：或掣纵口张为痓，俗作痉）。似风之一字，可以包得诸痉。要知痉者筋病也，知痉之为筋病，思过半矣。

## 痉有寒热虚实四大纲论

六淫致痉，实证也。产妇亡血、病久致痉、风家误下、温病误汗、疮家发汗者，虚痉也。风寒、风湿致痉者，寒证也。风温、风热、风暑、燥火致痉者，热痉也。按此皆瘈证，属火，后世统谓之痉矣，后另有论。俗称慢脾风者，虚寒痉也。本论后述本脏自病者，虚热痉也。亦系瘈证。

## 小儿痉病瘈病共有九大纲论

（前既立寒热虚实四大纲，如屋之有柱矣。此又分为九大纲，层层入细）

### 寒痉

仲景先师所述方法具在，但须对证细加寻绎，如所云太阳证，体强、几几然、脉沉迟之类。有汗为柔痉，为风多寒少，而用桂枝汤加法。无汗为刚痉，为寒痉，而用葛根汤。汤内有麻黄，乃不以桂枝立名，亦不以麻黄立名者，以其病已至阳明也。诸如此类，须平时熟读其书，临时再加谨慎，手下自有准的矣。

风寒咳嗽致痉者，用杏苏散辛温例，自当附入寒门。

**风温痉**　按此即瘈证，少阳之气为之也，下温热、暑温、秋燥，皆同此例。

乃风之正令，阳气发泄之候，君火主气之时，宜用辛凉正法，轻者用辛凉轻剂，重者用辛凉重剂，如本论上焦篇银翘散、白虎汤之类。伤津液者加甘凉，如银翘加生地、麦冬，玉女煎以白虎合冬、地之类。神昏谵语，兼用芳香以开膻中，如清宫汤、牛黄丸、紫雪丹之类。愈后用六味、三才、复脉辈，以复其丧失之津液。

风温咳嗽致痉者，用桑菊饮、方见上焦篇。银翘散辛凉例，与风寒咳嗽迥别，断不可一概用杏苏辛温也。

**温热痉**　即六淫之火气，消铄真阴者也。《内经》谓先夏至为病温者是也。

即同上风温论治。但风温之病痉者轻而少，温热之致痉者多而重也。药之轻重浅深，视病之轻重浅深而已。

**暑痉**　暑兼湿热，后有湿痉一条，此则偏于热多湿少之病，去温热不远，经谓后夏至为病暑者是也。

按俗名小儿急惊风者，惟暑月最多，而兼证最杂，非心如澄潭，目如智珠，笔如分水犀者，未易辨此。盖小儿肤薄神怯，经络脏腑嫩小，不奈三气发泄。邪之来也，势如奔马，其传变也，急如掣电，岂粗疏者所能当此任哉！如夏月小儿身热头痛，项强无汗，此暑兼风寒者也，宜新加香薷饮。有汗则仍用银翘散，重加桑叶。咳嗽则用桑菊饮，汗多则用白虎，脉芤而喘，则用人参白虎，身重汗少，则用苍术白虎。脉芤面赤多言，喘喝欲脱者，即用生脉散。神识不清者，即用清营汤加勾藤、丹皮、羚羊角，神昏者，兼用紫雪丹、牛黄丸等。病势轻微者，用清络饮之类。方法悉载上焦篇，学者当与前三焦篇暑门中细心求之。但分量或用四之一，或用四之二，量儿之壮弱大小加减之。痉因于暑，只治致痉之因，而痉自止，不必沾沾但于痉中求之。若执痉以求痉，吾不知痉为何物。夫痉，病名也，头痛，亦病名也。善治头痛者，必问致头痛之因，盖头痛有伤寒头痛、伤风头痛、暑头痛、热头痛、湿头痛、燥头痛、痰厥头痛、阳虚头痛、阴虚头痛、跌扑头痛、心火欲作痫脓之头痛、肝风内动上窜少阳胆络之偏头痛、朝发暮死之真头痛，若不问其致病之因，如时人但见头痛，一以羌活、藁本从事，何头痛之能愈哉？况痉病之难治者乎！

**湿痉** 按此一条，瘈痉兼有。其因于寒湿者，则兼太阳寒水气，其泄泻太甚，下多亡阴者，本①气来乘，则瘈矣。

按中湿即痉者少，盖湿性柔而下行，不似风刚而上升也，其间有兼风之痉。《名医类案》中有一条云：小儿吐哯欲作痫者，五苓散最妙。本论湿温上焦篇有三仁汤一法，邪入心包，用清宫汤去莲心、麦冬，加银花、赤小豆皮一法，用紫雪丹一法，银翘马勃散一法，千金苇茎汤加滑石、杏仁一法。而寒湿例中，有形似伤寒，舌白不渴，经络拘急，桂枝姜附汤一法，凡此非必皆现痉病而后治。盖既感外邪，久则致痉，于其未痉之先，知系感受何邪，以法治之，而痉病之源绝矣，岂不愈于见痉治痉哉（圣人不治已病治未病，不治已乱治未乱，此其道也）！若儿科能于六淫之邪，见几于早，吾知小儿之痉病必少。湿久致痉者多，盖湿为浊邪，最善弥漫三焦，上蔽清窍，内蒙膻中，学者当于前中焦下焦篇中求之。由疟痢而致痉者，见其所伤之偏阴偏阳而补救之，于疟痢门中求之。

**燥痉**

燥气化火，消铄津液，亦能致痉，其治略似风温，学者当于本论前三焦篇秋燥门中求之。但正秋之时，有伏暑内发，新凉外加之证，燥者宜辛凉甘润，有伏暑则兼湿矣，兼湿则宜苦辛淡，甚则苦辛寒矣，不可不细加察焉。燥气化寒，胁痛呕吐，法用苦

---

①本：医学大成本、1972年人卫本作“木”，可参。

温，佐以甘辛。

**内伤饮食痉** 俗所谓慢脾风者是也。

按此证必先由于吐泻，有脾胃两伤者，有专伤脾阳者，有专伤胃阳者，有伤及肾阳者，参苓①白术散、四君、六君、异功、补中益气、理中等汤，皆可选用。虚寒甚者，理中加丁香、肉桂、肉果、诃子之类，因他病伤寒凉药者，亦同此例。叶案中有阴风入脾络一条，方在小儿痫痉厥门中。其小儿吐泻门中，言此证最为详细，案后华岫云驳俗论最妙，学者不可不静心体察焉。再参之钱仲阳、薛立斋、李东垣、张景岳诸家，可无余蕴矣。再按此证最险，最为难治，世之讹传妄治已久，四海同风，历有年所，方中行驳之于前，诸君子畅论于后，至今日而其伪风不息，是所望于后之强有力者，悉取其伪书而焚耳。细观叶案治法之妙，全在见吐泻时先防其痉，非于既痉而后设法也。故余前治六淫之痉，亦同此法，所谓上工不治已病治未病，圣人不治已乱治未乱也。

**客忤痉** 俗所谓惊吓是也。

按小儿神怯气弱，或见非常之物，听非常之响，或失足落空，跌扑之类，百证中或有一二，非小儿所有痉病，皆因于惊吓也。证现发热，或有汗，或无汗，面时青时赤，梦中呓语，手足蠕动，宜复脉汤去参、桂、姜、枣，加丹参、丹皮、犀角，补心之体，以配心之用。大便结者加元参，溏者加牡蛎，汗多神不宁，有恐惧之象者，加龙骨、整琥珀、整朱砂块。取其气而不用其质，自无流弊。必细询病家，确有所见者，方用此例。若语涉支离，猜疑不定者，静心再诊，必得确情，而后用药。

愚儿三岁，六月初九日辰时，倚门落空，少时发热，随热随痉，昏不知人，手足如冰，无脉，至戌时而痉止，身热神昏无

①苓：原作"芩"，据医学大成本及上下文改。

汗。次日早，余方与复脉汤去参、桂、姜、枣，每日一帖，服三四杯。不饮不食，至十四日巳时，得战汗而愈。若当痉厥神昏之际，妄动乱治，岂有生理乎？盖痉厥则阴阳逆乱，少不合拍，则不可救。病家情急，因乱投药饵，胡针乱灸而死者，不可胜纪。病家中无主宰，医者又无主宰，儿命其何堪哉！如包络热重，唇舌燥，目白睛有赤缕者，牛黄清心丸。本论牛黄安宫丸、紫雪丹辈，亦可酌而用之。

汪按：世妄传惊风之证，惟此一证，乃副其名。其因风因热等项之惊，神气昏愦，往往对面击鼓放铳，全然不知。客忤之证，则神惊胆怯，畏见异言异服，极易分别也。又按此证心气素虚者，复脉中须仍用人参。

**本脏自病痉** 此证则瘛病也。

按此证由于平日儿之父母，恐儿之受寒，覆被过多，着衣过厚，或冬日房屋热炕过暖，以致小儿每日出汗，汗多亡血，亦如产妇亡血致痉一理。肝主血，肝以血为自养，血足则柔，血虚则强，故曰本脏自病。然此一痉也，又实为六淫致痉之根，盖汗多亡血者，本脏自病，汗多亡卫外之阳，则易感六淫之邪也。全赖明医参透此理，于平日预先告谕小儿之父母，勿令过暖，汗多亡血，暗中少却无穷之病矣，所谓治未病也。治本脏自病法，一以育阴柔肝为主，即同产后血亡致痉一例，所谓血足风自灭也。六味丸、复脉汤、三甲复脉三方，大小定风珠二方，专翕膏，皆可选用。专翕膏为痉止后，每日服四五钱，分二次，为填阴善后计也。六淫误汗致痉者，亦同此例。救风温、温热误汗者，先与存阴，不比伤寒误汗者急与护阳也，盖寒病不足在阳，温病不足在阴也。

徵按：痉证有五，乃督脉病也。秦越人《难经》督脉为病，脊强而厥。张仲景《金匮》脊强者，五痉之总名，其证卒口噤，背反张而瘛疭。此段重重细说，可以补仲景之未备。

## 小儿易痉总论

按小儿易痉之故，一由于肌肤薄弱，脏腑嫩小，传变最速。一由近世不明六气感人之理，一见外感，无论何邪，即与发表。既痉之后，重用苦寒，虽在壮男壮女，二三十岁，误汗致痉而死者，何可胜数！小儿薄弱，则更多矣。余于医学，不敢自信，然留心此证几三十年，自觉洞彻此理，尝谓六气明而痉必少，敢以质之明贤，共商救世之术也。

## 痉病瘛病总论

《素问》谓太阳所至为痉，少阳所至为瘛。盖痉者，水也。瘛者，火也。又有寒厥、热厥之论最详。后人不分痉、瘛、厥为三病，统言曰惊风痰热，曰角弓反张，曰搐搦，曰抽掣，曰痫、痉、厥。方中行作《痉书》，其《或问》中所论，亦混瘛而为痉，笼统议论。叶案中治痫、痉、厥最详，而统称痉厥，无瘛之名目，亦混瘛为痉。考之他书，更无分别，前痉病论因之从时人所易知也。谨按痉者，强直之谓，后人所谓角弓反张，古人所谓痉也。瘛者，蠕动引缩之谓，后人所谓抽掣搐搦，古人所谓瘛也。抽掣搐搦不止者，瘛也。时作时止，止后或数日或数月复发，发亦不待治而自止者，痫也。四肢冷如冰者，厥也。四肢热如火者，厥也。有时而冷如冰，有时而热如火者，亦厥也（厥原有阴厥阳厥之分）。大抵痉、瘛、痫、厥四门，当以寒热虚实辨之，自无差错。仲景刚痉柔痉之论，为伤寒而设，未尝议及瘛病，故总在寒水一门，兼风则有有汗之柔痉，盖寒而实者也。除寒痉外，皆瘛病之实而热者也。湿门则有寒痉，有热瘛，有实有虚，热病久耗其液，则成虚热之瘛矣。前列小儿本脏自病一条，则虚热也。

产后惊风之痉，有寒痉，仲景所云是也。有热瘛，本论所补是也。总之痉病宜用刚而温，瘛病宜用柔而凉。又有痉而兼瘛，瘛而兼痉，所谓水极而似火，火极而似水也。至于痫证，亦有虚有实，有留邪在络之客邪，有五志过极之脏气，叶案中辨之最详，分别治之可也。瑭因前辈混瘛与痉为一证，故分晰而详论之，以备裁采。

徵按：此亦数千余年之疑案，莫能剖而析之，女娲炼石补天，予独不以其言为河汉。

## 六气当汗不当汗论

六气六门，只有寒水一门，断不可不发汗者。伤寒脉紧无汗，用麻黄汤正条，风寒挟痰饮，用大小青龙一条。饮者，寒水也，水气无汗，用麻黄甘草、附子麻黄等汤。水者，寒水也，有汗者即与护阳。湿门亦有发汗之条，兼寒者也。其不兼寒而汗自出者，则多护阳之方。其他风温禁汗，暑门禁汗，亡血禁汗，疮家禁汗，禁汗之条颇多，前已言之矣。盖伤于寒者，必入太阳，寒邪与寒水一家，同类相从也。其不可不发者何？太阳本寒标热，寒邪内合寒水之气，止有寒水之本，而无标热之阳，不成其为太阳矣。水来克火，如一阳陷于二阴之中，故急用辛温发汗，提阳外出。欲提阳者，乌得不用辛温哉？若温暑伤手太阴，火克金也，太阴本燥标湿，若再用辛温，外助温暑之火，内助脏气之燥，两燥相合，而土之气化无从，不成其为太阴矣。津液消亡，不痉何待！故初用辛凉，以救本脏之燥，而外退温暑之热。继用甘润，内救本脏之湿，外敌温暑之火，而脏象化气，本来面目可不失矣。此温暑之断不可发汗，即不发汗之辛甘，亦在所当禁也。且伤寒门中，兼风而自汗者，即禁汗，所谓有汗不得用麻黄。无奈近世以羌活代麻黄，不知羌活之更烈于麻黄也。盖麻黄之发汗，中空而通，色青而疏泄，生于内地，去节方发汗，不去节尚能通能留，其气味亦薄。若羌活乃羌地所生之独活，气味雄烈不可当。试以麻黄一两，煮于一室之内，两三人坐于其侧，无所苦也。以羌活一两，煮于一室内，两三人坐于其侧，则其气味之发泄，弱者即不能受矣。温暑门之用羌、防、柴、葛，产后亡血家之用当归、川芎、泽兰、炮姜，同一杀人利剑，有心者共筹之。

徵按：麻黄轻虚，形如肺管，宣阳救肺，遇壅塞之证，有用至一二两方效者。羌活中实，形如骨节，故能窜走周身，追风至骨，其去麻黄远矣。

## 疳疾论

疳者，干也，人所共知。不知干生于湿，湿生于土虚，土虚生于饮食不节，饮食不节，生于儿之父母之爱其子，惟恐其儿之饥渴也。盖小儿之脏腑薄弱，能化一合者，与一合有半，即不能化，而脾气郁矣。再小儿初能饮食，见食即爱，不择精粗，不知满足，及脾气已郁而不舒，有拘急之象，儿之父母，犹认为饥渴而强与之。日复一日，脾因郁而水谷之气不化，水谷之气不化而脾愈郁，不为胃行津液，湿斯停矣。土恶湿，湿停而脾胃俱病矣。中焦受气，取汁变化而赤，是谓血。中焦不受水谷之气，无以生血，而血干矣。再水谷之精气，内入五脏，为五脏之汁。水谷之悍气，循太阳外出，捍卫外侮之邪而为卫气。中焦受伤，无以散精气，则五脏之汁亦干。无以行悍气，而卫气亦馁，卫气馁故多汗，汗多而营血愈虚，血虚故肢体日瘦，中焦湿聚不化而腹满，腹日满而肢愈瘦，故曰干生于湿也。医者诚能识得干生于湿，湿生于土虚，且扶土之不暇，犹敢恣用苦寒，峻伤其胃气，重泄其脾气哉？治法允推东垣、钱氏、陈氏、薛氏、叶氏，诚得仲景之心法者也。疏补中焦，第一妙法。升降胃气，第二妙法。

升陷下之脾阳，第三妙法。甘淡养胃，第四妙法。调和营卫，第五妙法。食后击鼓，以鼓动脾阳，第六妙法。即古者以乐侑食之义，鼓荡阳气，使之运用①也。《难经》谓伤其脾胃者，调其饮食，第七妙法。如果生有疳虫，再少用苦寒酸辛（苦能燥湿，辛本燥气之化），如芦荟、胡黄连、乌梅、史君、川椒之类，此第八妙法。若见疳即与苦寒杀虫，便误矣。考洁古、东垣，每用丸药缓运脾阳，缓宣胃气，盖有取乎渣质有形，与汤药异岐，亦第九妙法也。

近日都下相传一方，以全蝎三钱，烘干为末，每用精牛肉四两，作肉团数枚，加蝎末少许，蒸熟令儿逐日食之，以全蝎末完为度，治疳疾有殊功（青州全蝎，其功犹胜）。愚思蝎色青，属木，肝经之虫，善窜而疏土，其性阴，兼通阴络，疏脾郁之久病在络者最良，然其性慓悍有毒。牛肉甘温，得坤土之精，最善补土，禀牡马之贞，其性健顺，既能补脾之体，又能运脾之用，牛肉得全蝎而愈健，全蝎得牛肉而不悍，一通一补，相需成功，亦可备用。一味金鸡散亦妙。用鸡内金不经水洗者，不拘多少，烘干为末，不拘何食物皆加之。性能杀虫磨积，即鸡之脾，能复脾之本性。小儿疳疾，有爱食生米、黄土、石灰、纸、布之类者，皆因小儿无知，初饮食时，不拘何物即食之。脾不能运，久而生虫，愈爱食之矣。全在提携之者，有以谨之于先，若既病治法，亦惟有暂运脾阳。有虫者，兼与杀虫，断勿令再食，以新推陈，换其脏腑之性，复其本来之真方妙。

徵按：奇偶偏方，每多奏效，其力专也。犹忆幼务举业时，业师华阴孝廉李公，世精于医，有以患疳证之小儿来求治者，出一方，则惟大枣百十枚，去核，象核之大小，实以生军，外裹以面，煨透熟，捣为丸，如小枣核大。每服七丸，日再服，神效。此亦一通一补法也。

---

①用：医学大成本作“动”。

## 痘证总论

《素问》曰：治病必求其本。盖不知其本，举手便误，后虽有锦绣心思，皆鞭长莫及矣。治痘明家，古来不下数十，可称尽善。不比温病，毫无把握，尚俟愚陋之鄙论也。但古人治法良多，而议病究未透彻来路，皆由不明六气为病与温病之源。故论痘发之源者，只及其半，谓痘证为先天胎毒，由肝肾而脾胃而心肺，是矣。总未议及发于子午卯酉之年，而他年罕发者何故。盖子午者，君火司天，卯酉者，君火在泉。人身之司君火者，少阴也，少阴有两脏，心与肾也。先天之毒，藏于肾脏，肾者，坎也。有二阴以恋一阳，又以太阳寒水为腑，故不发也。必待君火之年，与人身君火之气相搏，激而后发也（卓识确论，千古不磨）。故北口外寒水凝结之所，永不发痘。盖人生之胎毒如火药，岁气之君火如火线，非此引之不发，以是知痘证与温病之发，同一类也。试观《六元正纪》所载，温厉大行，民病温厉之处，皆君相两火加临之候，未有寒水湿土加临而病温者，亦可知愚之非臆说矣。

## 痘证禁表药论

表药者，为寒水之气郁于人之皮肤经络，与人身寒水之气相结，不能自出而设者也。痘证由君火温气而发，要表药何用？以寒水应用之药，而用之君火之证，是犹缘木而求鱼也。缘木求鱼，无后灾，以表药治痘疮，后必有大灾。盖痘以筋骨为根本，以肌肉为战场，以皮肤结痂为成功之地。用表药虚表，先坏其立功之地，故八九朝灰白塌陷，咬牙寒战，倒靥黑陷之证蜂起矣（说理精透①）。

---

①说理精透：医学大成本、1972 年人卫本无此眉批。

古方精妙不可胜数，惟用表药之方，吾不敢信。今人且恣用羌、防、柴、葛、升麻、紫苏矣，更有愚之愚者，用表药以发闷证是也。痘发内由肝肾，外由血络，闷证有紫白之分，紫闷者，枭毒把持太过，法宜清凉败毒，古用枣变百祥丸，从肝肾之阴内透，用紫雪芳凉，从心包之阳外透。白闷则本身虚寒，气血不支之证，峻用温补气血，托之外出。按理立方，以尽人力，病在里而责之表，不亦愚哉！

## 痘证初起用药论

痘证初起，用药甚难，难者何？预护之为难也。盖痘之放肥、灌浆、结痂，总从见点之初立根基，非深思远虑者不能也。且其形势未曾显张，大约辛凉解肌，芳香透络，化浊解毒者，十之七八。本身气血虚寒，用温煦保元者，十之二三。尤必审定儿之壮弱肥瘦，黑白青黄，所偏者何在，所不足者何在，审视体质明白，再看已未见点，所出何苗，参之春夏秋冬，天气寒热燥湿，所病何时而后定方。务于七日前先清其所感之外邪，七日后只有胎毒，便不夹杂矣①。

徵按：治痘之法，全是活活泼泼地，不可执一。谚云：走马看伤寒，回头看痘疹，言其转关最速也。

## 治痘明家论

治痘之明家甚多，皆不可偏废者也。若专主于寒热温凉一家之论，希图省事，祸斯亟矣。痘科首推钱仲阳、陈文中二家，钱

---

①此处医学大成本、1972年人卫本有眉批“七日前先清其所感之外邪，语义自明”。

主寒凉，陈主温热，在二家不无偏胜，在后学实不可偏废。盖二家犹水火也，似乎极不同性，宗此则害彼，宗彼则害此。然万物莫不成于水火，使天时有暑而无寒，万物焦矣。有寒而无暑，万物冰矣。一阴一阳之谓道，二家之学，似乎相背，其实相需①，实为万世治痘立宗旨。宗之若何？大约七日以前，外感用事，痘发由温气之行，用钱之凉者十之八九，用陈之温者一二。七日以后，本身气血用事，纯赖脏真之火，炼毒成浆。此火不外鼓，必致内陷，用陈之温者多，而用钱之凉者少也。若始终实热者，则始终用钱，始终虚寒者，则始终用陈。痘科无一定之证，故无一定之方也。丹溪立解毒、和中、安表之说，亦最为扼要。痘本有毒可解，但须解之于七日之前，有毒郁而不放肥、不上浆者，乌得不解毒哉？如天之亢阳不雨，万物不生矣。痘证必须和中，盖脾胃最为吃紧，前所谓以中焦作战场也。安表之论，更为妙谛，表不安，虽至将成犹败也。前所谓以皮肤结痂，为成功之地，而可不安之也哉！安之不暇，而可混发以伤之也哉（和安二字极有酌②）！至其宗钱而非陈，则其偏也。万氏以脾胃为主，魏氏以保元为主，亦确有见识。虽皆从二家脱化，而稍偏于陈。费建中《救偏琐言》，盖救世人不明痘之全体大用，偏用陈文中之辛热者也。书名救偏，其意可知。若专主其法，悉以大黄、石膏从事，则救偏而反偏矣。胡氏辄投汗下，下法犹有用处，汗法则不可也。翁仲仁《金镜录》一书，诚为痘科宝筏，其妙处全在于看，认证真确，治之自效。初学必须先熟读其书，而后历求诸家，方不误事。后此翟氏、聂氏，深以气血盈亏，解毒化毒，分晰阐扬钱氏、陈氏底蕴，超出诸家之上，然分别太多，恐读者目眩。愚谓看法必宗翁氏，叶氏有补翁仲仁不及之条，治法兼用钱、陈，

①此处医学大成本、1972年人卫本有眉批“相需二字极斟酌”。

②和安二字极有酌：医学大成本无此眉批。

以翟氏、聂氏为钱、陈之注，参考诸家可也（如此立法，是古人皆为我师，古师皆为我用矣。所谓学无常师，主善为师也）。近日都下盛行《正宗》一书，大抵用费氏、胡氏之法而推广之，恣用大汗大下，名归宗汤，石膏、大黄始终重用。此在枭毒太过者则可，岂可以概治天下之小儿哉？南方江西江南等省，全恃种痘，一遇自出之痘，全无治法。医者无论何痘，概禁寒凉，以致有毒火者，轻者重，重者死，此皆偏之为害也。

## 痘疮稀少不可恃论

相传痘疮稀少，不过数十粒或百余粒，根颗圆绽者，以为状元痘，可不服药。愚则以为三四日间，亦须用辛凉解毒药一帖，无庸多服。七八日间，亦宜用甘温托浆药一帖，多不过二帖，务令浆行满足。所以然者何？愚尝见稀少之痘，竟有浆行不足，结痂后患目，毒流心肝二经，或数月，或半年后烦躁而死，不可救药者。

汪按：产者，常也，可不服药。痘则病也，当以药调。惟药之不当，反不如勿药耳。所云三四日，七八日者，当参之形色，不可执一。

## 痘证限期论

痘证限期，近日时医以为十二日结痂之后，便云收功，古传百日内皆痘科事也。愚有表侄女，于三四月间出痘，浆行不足，百日内患目，目珠高出眼外，延至次年二月方死，死时面现五色，忽而青而赤而黄而白而黑。盖毒气遍历五脏，三昼夜而后气绝。至今思之，犹觉惨甚，医者可不慎哉！十二日者，结痂之限也。况结痂之限，亦无定期，儿生三岁以后者，方以十二日为准。若初周以后，只九日限耳，未周一岁之孩，不过七日限（儿愈小，则期愈促，此限不可不知）。

## 行浆务令满足论

近时人心不古，竞尚粉饰，草草了事。痘顶初浑，便云浆足，病家不知，惟医是听。浆不足者，发痘毒犹可医治，若发于关节隐处，亦致丧命，或成废人。患目烦躁者，百无一生，即不死而双目失明矣。愚经历不少，浆色大约以黄豆色为准，痘多者腿脚稍清犹可。愚一生所治之痘，痘后毫无遗患，无他谬巧，行浆足也。近时之弊，大约有三，一由于七日前过用寒凉，七日后又不知补托，畏温药如虎，甚至一以大黄从事，此用药之不精也。二由于不识浆色，此目力之不精也。三由于存心粉饰，心地之不慈也。余存心不敢粉饰，不忍粉饰，口过直而心过慈，以致与世不合。目击儿之颠连疾苦而莫能救，不亦大可哀哉！今作此论，力矫时弊，实从数十年经历中得来。见痘后之证，百难于痘前，盖痘前有浆可上，痘后无浆可行。痘前自内而外出，外出者顺，痘后自外而内陷，内陷者逆也。毒陷于络，犹可以法救之，毒陷于脏而脏真伤，考古竟无良法可救。由逆痘而死者，医可以对儿，由治法不精而遗毒死者，其何以对小儿哉？阅是论者，其思慎之于始乎！

汪案：北方之一以大黄从事，犹南方之专用升发温补也。然北[①]方之法，在枭毒之证，有宜用者。余甥女出痘，于二十日外，犹日用大黄，计前后用大黄至四五斤，石膏称是，然后收功。每日服四两大黄浓汁，方能进食，此亦不可不知。总之无一定之痘，故无一定之方，前论二言尽之矣。

---

①北：原作“此”，据叶氏重镌本、医学大成本、1972 年人卫本改。

## 疹论

若明六气为病，疹不难治。但疹之限期最迫，只有三日。一以辛凉为主，如俗所用防风、广皮、升麻、柴胡之类，皆在所禁。俗见疹必表，外道也。大约先用辛凉清解，后用甘凉收功。赤疹误用麻黄、三春柳等辛温伤肺，以致喘咳欲厥者，初用辛凉，加苦梗、旋覆花，上提下降，甚则用白虎加旋覆、杏仁，继用甘凉加旋覆花以救之，咳大减者去之。凡小儿连咳数十声不能回转，半日方回如鸡声者，千金苇茎汤合葶苈大枣泻肺汤主之。近世用大黄者，杀之也。盖葶苈走肺经气分，虽兼走大肠，然从上下降，而又有大枣以载之缓之，使不急于趋下。大黄则纯走肠胃血分，下有形之滞，并不走肺，徒伤其无过之地故也。若固执病在脏泻其腑之法，则误矣（徵按：疹，肺①病也，凡腑药都用不着。明明发于皮毛，非若痘疖之发于阳明肌肉也。但为其有出没之势，故俗为透表，并不知疹为何物耳）。

## 泻白散不可妄用论

钱氏制泻白散，方用桑白皮、地骨皮、甘草、粳米，治肺火皮肤蒸热，日哺尤甚，喘咳气急，面肿热郁肺逆等证。历来注此方者，只言其功，不知其弊。如李时珍以为泻肺诸方之准绳，虽明如王晋三、叶天士，犹率意用之。愚按此方治热病后与小儿痘后，外感已尽，真气不得归元，咳嗽上气，身虚热者，甚良。若兼一毫外感，即不可用（不兼一毫外感方用，宜细审之）。如风寒、风温正盛之时而用桑皮、地骨，或于别方中加桑皮或加地骨，如油

①肺：医学大成本作"脏"。

入面，锢结而不可解矣。考《金匮》金疮门中王不留行散，取用桑东南根白皮以引生气，烧灰存性以止血。仲景方后自注云：小疮即粉之，大疮但服之，产后亦可服。如风寒，桑根勿取之。沈目南注云：风寒表邪在经络，桑根下降，故勿取之。愚按桑白皮虽色白入肺，然桑得箕星之精，箕好风，风气通于肝，实肝经之本药也（近[①]世皆以为肺药耳，皆不能格物之过）。且桑叶横纹最多而主络，故蚕食桑叶而成丝。丝，络象也，桑皮纯丝结成象筋，亦主络。肝主筋主血，络亦主血，象筋与络者，必走肝，同类相从也。肝经下络阴器，如树根之蟠结干[②]土中。桑根最为坚结，《诗》称彻彼桑土，《易》言系于苞桑是也。再按肾脉之直者，从肾上贯肝膈，入肺中，循喉咙，挟舌本。其支者，从肺出络心，注胸中，肺与肾为子母，金下生水。桑根之性，下达而坚结，由肺下走肝肾者也。内伤不妨用之，外感则引邪入肝肾之阴，而咳嗽永不愈矣。吾从妹八九岁时，春日患伤风咳嗽，医用杏苏散加桑白皮，至今将五十岁，咳嗽永无愈期，年重一年。试思如不可治之嗽，当早死矣。如可治之嗽，何以至四十年不愈哉？亦可以知其故矣（受此害者颇多，不独小儿也）。愚见小儿久嗽不愈者，多因桑皮、地骨，凡服过桑皮、地骨而嗽不愈者，即不可治。伏陷之邪，无法使之上出也。至于地骨皮之不可用者，余因仲景先师风寒禁桑皮而悟入者也。盖凡树木之根，皆生地中，而独枸杞之根，名地骨者何？盖枸杞之根，深入黄泉，无所终极，古又名之曰仙人杖，盖言凡人莫得而知其所终也。木本之入下最深者，未有如地骨者，故独异众根，而独得地骨之名（谚有云：土地爷玩枸杞，我独知根。孰谓俚言无理哉）。凡药有独异之形，独异之性，得独异之名者，必有独异之功能，亦必有独异之偏胜也。地骨入下最深，

①近：医学大成本作“举”。

②干：医学大成本、1972年人卫本作“于”，义长。

禀少阴水阴之气，主骨蒸之劳热，力能至骨，有风寒外感者，而可用之哉？或曰：桑皮、地骨，良药也，子何畏之若是？余曰：人参、甘草，非良药耶？实证用人参，中满用甘草，外感用桑皮、地骨，同一弊也。

## 万物各有偏胜论

无不偏之药，则无统治之方。如方书内所云，某方统治四时不正之气，甚至有兼治内伤产妇者，皆不通之论也。近日方书盛行者，莫过汪讱菴《医方集解》一书，其中此类甚多，以其书文理颇通，世多读之，而不知其非也。天下有一方而可以统治四时者乎？宜春者即不宜夏，宜春夏者更不宜秋冬。余一生体认物情，只有五谷作饭[①]，可以统治四时饿病，其它未之闻也。在五谷中尚有偏胜，最中和者莫过饮食，且有冬日饮汤，夏日饮水之别，况于药乎！得天地五运六气之全者，莫如人，人之本源虽一，而人之气质，其偏胜为何如者（地有高下燥湿之不同，人有东南西北之互异，而人之身又有肥瘦长短之不齐，人之性又有缓急刚柔之难一）？人之中最中和者，莫如圣人。而圣人之中，且有偏于任，偏于清，偏于和之异。千古以来不偏者，数人而已。常人则各有其偏，如《灵枢》所载阴阳五等可知也。降人一等，禽与兽也。降禽兽一等，木也。降木一等，草也。降草一等，金与石也。用药治病者，用偏以矫其偏，以药之偏胜太过，故有宜用，有宜避者。合病情者用之，不合者避之而已。无好尚，无畏忌，惟病是从。医者性情中正和平，然后可以用药，自不犯偏于寒热温凉一家之固执，而亦无笼统治病之弊矣。

汪按：食能养人，不能医病。药能医病，不能养人。无病而

①饭：医学大成本作“食”。

服药，有病而议药，此人之大患也。茯苓、甘草，误用亦能杀人。巴豆、砒霜，对病即能起死。舍病而论药，庸人之通病也。又按：今世医者学医，惟求其便，病家择医，惟求其稳。然非通何由得便，非当无所谓稳，舍通而求便，舍当而求稳，必夭人性命矣。

## 草木各得一太极论

古来著本草者，皆逐论其气味性情，未尝总论夫形体之大纲，生长化收藏之运用，兹特补之。盖芦主生，干与枝叶主长，花主化，子主收，根主藏，木也。草则收藏皆在子。凡干皆升，芦胜于干。凡叶皆散，花胜于叶。凡枝皆走络，须胜于枝。凡根皆降，子胜于根。由芦之升而长而化而收，子则复降而升而化而收矣。此草木各得一太极之理也（直从格物致知得来，可括本草一部）。

愚之学，实不足以著书。是编之作，补苴罅漏而已。末附二卷解儿难、解产难，简之又简，只摘其吃紧大端与近时流弊，约略言之耳，览者谅之。

**图书在版编目(CIP)数据**

温病条辨/邓翀校注.-北京:科学技术文献出版社,2010.4
(中医经典著作新校)
ISBN 978-7-5023-6579-0

Ⅰ.①温… Ⅱ.①邓… Ⅲ.①温病条辨-注释 Ⅳ.①R254.2

中国版本图书馆 CIP 数据核字(2010)第 042504 号

出 版 者 科学技术文献出版社
地 址 北京市复兴路 15 号(中央电视台西侧)/100038
图书编务部电话 (010)58882938,58882087(传真)
图书发行部电话 (010)58882866(传真)
邮 购 部 电 话 (010)58882873
网 址 http://www.stdph.com
E-mail:stdph@istic.ac.cn
策 划 编 辑 樊雅莉
责 任 编 辑 周 玲
责 任 校 对 赵文珍
责 任 出 版 王杰馨
发 行 者 科学技术文献出版社发行 全国各地新华书店经销
印 刷 者 北京密云红光印刷厂
版(印)次 2010 年 4 月第 1 版第 1 次印刷
开 本 850×1168 32 开
字 数 172 千
印 张 7.25
印 数 1~5000 册
定 价 15.00 元